虐待予防は母子保健から

指導ではなく支援

本書は雑誌『地域保健』2019年5月号から2年にわたる連載「虐待予防は母子保健から 指導ではなく支援」をまとめたものです。

地域精神科医である著者の立場から、母子保健に携わる保健師への期待も書き下ろしていただきました。保健師だけでなく虐待予防に関わる多くの方にお読みいただき、地域の虐待予防活動にお役立てくだされば幸いです。

（編集部）

目次

推薦文

武蔵野大学看護学部　教授
中板育美（なかいた・いくみ）

著者は自身が口にするように「大人を診る精神科医」として、クリニックで多忙な日々を送っておられます。私たち保健師との接点では、内因性の精神疾患である統合失調症や双極性障害の支援より、面前DVを含む児童虐待やネグレクトなどのトラウマ体験から、長期にわたり心の健康に影響を及ぼしている大人に対しての支援・助言の場面が多くなります。

虐待家族への支援は、関係性への問いかけに始まり、関係性の修復（回復）にも関わるため、親子別々の治療を手軽に講じるのは危険です。虐待する親は、拒絶や攻撃、または支援者を振り回し分断を図るような行動をよくとりますが、その態度の裏に、深い絶望や孤立感、被害的不安を抱えていることも多く、支援計画には親の治療のみではなく、保健（母子・精神）・福祉・教育など、チームが総あたりで行うアセスメントが欠かせません。

そのチームの一員である精神科医には「疾病モデル」で診るだけでなく、虐待などを惹き起こす基礎にある「関係の病理」の評価もしてほしいと願っています。また、保健師らの支援方針の根拠に一定の医学的根拠を示していただくことは、支援のモチベーション向上にもつながり有効で、同様の想いを抱く保健師も全国に多数いらっしゃることと思います。

さて、著者は精神科医として貴重な実践家の一人であり、同時に母子保健や精神保健福祉活動を担う保健師の本質の理解者でもあります。保健師は、地域保健法・母子保健法・精神保健福祉法などの法的根拠に基づき、母子保健を入口としてそれらを使いこなして活動します。本書には、家族単位で病理現象を扱ってきた保健師の歴史を理解しているからこその記述が随所にちりばめられ、親子の健全性に着目しながら、これまでとこれからの人生に折り合いをつけて生きる支援、そしてそれをサポートする保健師への期待が詰まっています。

被虐待児は、親の機嫌を損ねることを恐れて親の望む行動をとるものの、一貫性のない親の態度に振り回されることがしばしばあります。家の中に逃げ場はなく、過覚醒状態、不安や恐怖、苦痛に耐え、凍りつくように過ごしているのです。安心できない環境で育つこの虐待の悪循環に対し、著者は第一線に立つ支援者が、子どもへの治療と親の生活支援を切り離して考えることがないようアドバイスし、支援者が持ちがちな正義感の振りかざしへの警鐘を鳴らしています。

一方、虐待する親との相談関係を拓くための出会いの場でもある、家庭訪問という絶好の機会の使いようや地域の関係機関へのつなぎ、そして相談を継続する際の心理的な配慮など、不安や不満の聴き役となる保健師のスキルの発揮についても述べています。

保健師は、親が抱える問題の核心に触れ、親が「いままでの自分を変えたい」と思い立った瞬間に出会うことができる数少ない職種です。決して親のあるべき姿勢を強要したり、これは誰の仕事かと責任転嫁に悩んだりすることなく、その場の空気を信じ、言葉を吟味し、焦りながらも必死に知恵を絞って親と対峙してほしいという著者のメッセージを受け止めてください。

私たち保健師が、この一冊から鼓舞激励を受け、士気が向上することは間違いありません。ぜひ自身のキャリア形成のために投資をするつもりで手元に置いてほしいと思います。

追記が許されるなら、僭越ながら「多くの精神科医にも目を通してほしい一冊」でもあると申し添えます。

推薦文

元 東京都・特別区保健師　現 支援者のための研究室　悠
藤尾　静枝（ふじお・しずえ）

医療や保健・福祉の場には、医学モデルはもとより、生活モデルを重視したヘルスプロモーションの考え方の下で、親・家族・本人をエンパワメントする環境整備が必要です。

23区では1965年ころから、地域を担当する保健師は母子保健と精神保健の両方を担ってきました。長らく精神疾患や依存症・さまざまな障害などの問題を抱える親子、家族への支援は地域での課題でした。中でも子どもへの包括的な支援は未整備な状態でした。私が所属していたD区A保健センターでは、1990年代に鷲山拓男先生（以下W医師）のご指導を受け、精神科領域の健康問題を抱える親や家族を援助する体制（子どもの虐待予防）づくりに取り組みました。試行錯誤の毎日でしたが、その取り組みの一部を事例を交えてご紹介します。

1.「虐待予防」という地域の課題に目覚める！―酒害相談や虐待ケースの出会いから

精神保健・酒害相談や家族グループ等で、機能不全家族と子どもへの課題は目の前に提示されており、一方母子保健では、母子双方のハイリスク事例を支援していました。

虐待ケースの出会い：転入ケース、切迫早産で療養中の妊婦から「長子を虐待した」との訴えで、2歳の長子を施設に保護しました。次子も生後6か月で、同じ施設に保護となりました。2人の子と離れても、寡黙さと凍り付いたような表情が印象的な母でした。施設の保育士から「長子も早く手立てしてほしかった。次子は入所後間もなく保育士に抱きつくことができたが、長子は不眠・叫ぶ・チックなどが出現、愛着に課題が大きい」と、子どもの虐待の早期発見と早期支援をしてほしいとの切なる願いが寄せられました。

夫婦は保健センターのW医師の精神保健相談を受け、母は近医に通院を開始しました。母は被虐待歴があり、解離を伴う重度のうつ病とパーソナリティ障害との診断でした。母の実父母からの支援は期待できず、2人の子は離婚した父と生別していた祖母のもとに帰ってきます。母は「虐待してしまった」と困ったときSOSができるようになりました。父子や祖母には、それぞれの受援力が育つような支援ができただろうかなど、いまになっても振り返っています。

2. 地域の課題　―指導から支援に

新しい虐待予防体制づくり・創生期（「心と社会2001」当時保健センター管内人口17万人出生数約1700人　地区保健師は実働12人）

①3・4か月健診で大きく変化したこと

●問診・保健指導のあり方の見直し…よい子育てを期待する立場から「子育てをする母親の辛さを受け止める場」への転換をしました。

●後半プログラムの集団指導で親へのメッセージを行います。内容は

- 子育ての大変さは子どもの個性や環境によって変わる。
- こんなとき（夜泣き・よく泣く・ミルクを飲まない・困ったとき助言してくれる人がいない）には誰だって育児はつらい。
- 子どもと向き合うのがつらいときには、気軽に預ける。自由な時間を持つ。

・一人で悩まず、つらいときはＳＯＳを。相談窓口の紹介。

●集団指導メッセージの後にミニミーティングを施行しました。

参加者一人ずつ、現状や、育児などで溜まった思いを語る場を設けた。

②乳児期の母親対象にＭＣＧ開始

酒害相談や家族グループの経験が役に立ちました。個別では、素の自分を出さない母親も、グループの温かな雰囲気の中、言うつもりではなかったこともつい語ってしまい、涙し、それが気持ちをスッキリさせることに気がついたり、子を初めて預け、ほっとしたりしていました。「一人ではない」「つらい思いは次回ここで話をしよう」と笑顔もみられます。保健師自身も日頃を振り返り、アイメッセージで語り、皆の頷きに、力をもらえる大切なひとときになります。

③ハイリスク親支援グループの発足（いまは子ども家庭支援センターへ移行）

当時は、ファシリテーターを嗜癖問題の専門相談員に依頼していました。

④精神保健相談

周産期の母親にうつ病が疑われても、すぐの受診や入院はハードルが高過ぎます。相談しやすいよう「親と子のこころ」の相談としました。うつ状態の母親は育児への不安、はかどらない家事、夫や身内への不満など、生活の場を通した困りごとが多いものです。「うつ病かもしれない」ではなく「生活の場からの困りごと」をきっかけにした親と子の心の相談へのお誘いは、抵抗が少ないと実感しています。必要なら紹介状持参で保健師等と同行受診します。

⑤関係者会議

精神保健相談日やクリニックに関係者が集い、支援経過報告後、医師の診断や支援の工夫など貴重な助言を得たりすることができました。

⑥地域の親子を支えるさまざまな会

地域の活動を支える主任児童委員・民生児童委員やボランティアの方々に、W医師の講演会を実施しました。その中で、子育てがつらい親のために、MCGの保育や2時間無料で子どもを預かるボランティアの会も発足しました。「子どもと離れてティータイム」の確保は貴重でした。D区では全域で、親と子のこころの相談、医療が必要な方には早期に適正な医療の導入など予防と支援体制づくりが開始され、現在の体制の礎となりました。

おわりに

心ある支援者は「虐待予防は母子保健から」と肝に銘じていますが、では「指導ではなく支援とは？」「依存を増長させず自立への支援はできている？」と常に悩み、すぐに振り向いてくれない親や家族を前に、子どもの顔を思い浮かべ苦しい毎日を送っているのではないでしょうか。支援者も、受援力が必要です。ブックレットから伝わる鷲山先生のメッセージを胸に、事例検討会を重ね支援方法を考え、足りないところは、医学モデルと生活モデルの両方の学びを深めたいと思います。

このブックレットを読み返しながら、多くの自治体で子どもの虐待予防の活動が、ますます活発に実践されることを期待しています。

第1回 児童虐待を予防するための母子保健

住民の健康を守る保健師活動

筆者は1990年代前半より、東京都練馬区を主なフィールドに、精神保健相談などの地域保健活動に取り組んできた精神科医師です。精神科領域の健康問題を抱える家族を地区担当保健師と共に援助するとき、そこで生活を営む母子の健康を守る予防医学的視点が大切となります。

子どもが身体的にも心理社会的にも健康に発育できるように家族を援助する中で、1990年代の途上から「子どもの虐待とネグレクト」という新しい言葉が地域保健の現場に入ってきました。筆者が保健師と共に実践してきた援助が「子どもの虐待とネグレクトの予防」に相当するものであることに、間もなく気づきました。精神保健上の問題が家族の機能に影響し、子どもの健康な心理発達を妨げたり、子どもに適切な養育が届かなくなる事例にすでに多く関わっていたのです。

子どもの虐待をめぐる社会的否認

子どもの虐待はその存在を長く社会的に否認されてきました。米国の小児科医ケンプらによって1960年代前半の米国で虐待の存在が明らかにされ（Kempe et al., 1962）、欧米諸国では急速に認識が広まりました（Ten Bensel et al., 1997）が、〝あれは米国という社会が病んでいるのだ、日本には虐待はない〟とわが国の医師たちの多くは存在を否認し続けました。虐待という問題は、関わる援助者の情緒を大きく動揺させます。その動揺はしばしば耐え難いため、いまから見れば明らかな虐待やネグレクトの事例の数々が虐待ではないことにして処理されていたのです。1990年に大阪で児童虐待防止協会、1991年には東京で子どもの虐待防止センターが設立されるなど、虐待という問題を何とかしようと専門家が職種を超えて集まり始めました。虐待問題への社会の否認の壁を何年もかけて乗り越え、わが国の子どもの虐待への援助がようやく始まります。虐待という問題が1990年代にわが国に突然現れたのではありませんのです（鷲山、2004a）。

子どもの虐待やネグレクトはもともとあった社会が否認していた

子どもの虐待予防は母子保健の仕事である

子どもの健康課題は、時代とともに変化してきました。敗戦直後は、低栄養や感染症から子どもの生命と健康を守ることが主要な課題でした。高度成長期にはわが国の経済が豊かになり、子どもの栄養状態や衛生環境が大きく改善し、低栄養や感染症は主要な課題ではなくなります。1970年代ころからの母子保健は、先天性疾患や慢性疾患の早期発見に力を入れていきます（上野、2008）。

1990年代ころになると、これらの「生物学的な健康課題」への予防的支援がひととおり実践できるところまでわが国の母子保健は力量をつけていきました。保健師は、目標をさらに、「心理社会的な健康課題」へと一歩進めるようになっていきます。子どもの健康な発育を、心理社会的な問題から守る保健活動は、後に「子どもの虐待予防」という言葉で呼ばれるようになる領域と、大きく重なっていました（中板、2016）。

保健師は、子どもの健康に発育する権利を守る保健活動を前進させたことにより、結果として子どもの虐待予防の最前線の担い手となっていたのです。

保健師は従来から、子どもの虐待やネグレクトに関わっていた

敗戦直後の低栄養や感染症も、いまの時代に同じことが子どもに生じていれば「栄養ネグレクト」や「衛生ネグレクト」と呼ぶべきものだったかもしれません。しかし、生物学的な健康問題が明白であるとき、私たちは「低栄養」「感染症」という生物学的医学用語で問題を捉えて関与するので、「ネグレクト」という言葉で考える必要はなかったのです。子どもの慢性疾患や障害を親が認めたくないために子どもが適切な医療や支援を受けていないとき、いまならば「医療ネグレクト」という虐待とされたかもしれません。しかし、「子ども

の障害を受容するプロセスへの支援」という理解で私たちは関わることができました。
このように、

虐待やネグレクトという言葉を用いようが、用いまいが、保健師の仕事は、保健師の仕事である

のです。私たちは虐待やネグレクトの領域に、実は昔から関わっていました。

1990年代に、子どもの心理社会的な健康課題に取り組むようになったとき、身体医学的な用語では必ずしも表現できない問題を扱うようになり、子どもの虐待やネグレクトという言葉が必要となりました。虐待やネグレクトという観点で保健師が問題を捉えてみると、児童相談所が介入した方がよいと思われるような重症例が地域に少なからずあることが見えてきます。母子保健から児童福祉へと、このような事例をめぐって協議を呼びかけるようになりました。筆者も保健所の医師として、それまでめったに関わりのなかった児童相談所と、1990年代後半からしばしば事例検討をするようになります。全国的にも子どもの虐待という問題に関心を向ける専門職が増えていく中で、2000年に児童虐待防止法が制定されます。

保健師活動における子どもの虐待とは

親が子どもに危害を加える、という加害行為として「子どもの虐待」を捉えることは、保健師活動では適切でありません。虐待を犯罪として取り締まる場合には「加害行為」「親の

意図」が問題となるでしょう。しかし、保健師の仕事は健康を守る援助であり、犯罪を取り締まることではありません。保健師にとって、子どもの虐待やネグレクトは「子どもの健康問題」です。子どもが安全に健康に発育する権利が侵害されている状態を子どもの虐待やネグレクトと捉えます（鷲山、2004a）。そして、他の健康問題と同様に、親を援助することによって子どもの健康な発育を守るのが保健師の仕事です。

虐待という問題の一部には、犯罪として社会が取り締まるべき事例もあります。児童福祉が子どもを守る手段として親と敵対してでも警察と連携することもあるでしょう。そのような事例であっても、保健師の役割は親を援助することで子どもの健康を守ることです。

児童福祉や警察と情報を共有する場合は、立場の違いを踏まえて、異なる角度から関わることが大切です。保健師の役割を実践するための援助関係が大切であり、虐待を取り締まったり監視したりする訪問にみだりに同行してはいけません。

保健師活動は、医療や児童福祉と何が違うのか

子どもの身体発達や心理発達などに健康問題が生じつつある、または、その恐れがあるとき、保健師は母子を援助することで子どもの健康な発育を守ります。保健師は、子どもの「健康に発育する権利」を守るために予防的援助をします。援助の糸口として母子手帳交付時に妊婦に会い、援助関係を形成し、その妊婦の生活状況を健康問題の観点から把握し、必要な支援をします。周産期には多くの課題が浮上してきます。医師や児童福祉司とは異なる〃横

並びの援助関係〟を築く保健師の技術と力量、医学的な専門知識を用いて、「健康を守るために支援をしてくれる人」として妊産婦の不安な気持ちに寄り添います。生まれてきた子どもの健康に共に関心を向け、母親を援助することによって子どもの健康な発育を守るのが母子保健です。

健康問題が治療の必要な段階にまで至っていると、医療の対象となります。医療は疾病に対する治療はできても、疾病の発生を予防するための援助はほとんどできません。住民の健康な生活を守る予防的援助は保健師の仕事です。そして、子どもの健康な発育を守るための母子への予防的援助は母子保健の役割です。

児童福祉は福祉的援助介入が必要な事実が起きてから関わります。まだ結果が生じていない健康問題を予防医学的に予測して援助することはできません。子どもの虐待では、児童福祉は「虐待対応」、母子保健は「虐待予防」という異なる領域なのです。

2000年の児童虐待防止法と2002年の厚生労働省局長通知

虐待問題が世論の関心を集める中で急いで制定された2000年の児童虐待防止法は、内容に問題もありました。虐待する親への援助を児童相談所が行うという非現実的な設定であったこと、予防という観点がなかったことなどです。

これを補うかたちで2002年6月に出された厚生労働省局長通知で、「母子保健活動全般を通じて、虐待発生のハイリスク要因を見逃さないよう努める」「保健師の家庭訪問等による積極的な支援を実施し、児童虐待を発生から予防する取組を行う」ことが施策として示されました（鷲山、2004a; 厚生労働省、2002）。児童虐待の対応が児童相談所の役割である一方で、児童虐待の予防は母子保健の役割であることが明記されたのです。この通知を受けて、多くの自治体の母子保健が虐待の予防に取り組み始めます。虐待ハイリスクの親への保健師の個別の支援に加えて、グループ支援の取り組みも広がります（上野ら、2005）。

ところが、２００５年ころから、母子保健の虐待予防は停滞期に入りました。

虐待は要対協に任せればよい？

２００５年の児童福祉法改正で、全国の市区町村に「要保護児童対策地域協議会（要対協）」が設置されることになり、「要保護児童」への地域支援の担い手となりました。母子保健はこの協議会を構成する主要な機関のひとつとなりました（鷲山、2006）。

すでに述べたように、子どもの虐待という問題の特徴は「否認」です。社会が問題を否認し、医師などの援助専門職も虐待という問題を長く「否認」してきました。私たちは虐待という問題を考えたくない、できれば避けて通りたい、関わらずにいたいのです。保健師も人間です。２００２年から２００５年の時期に虐待予防に取り組む体制を十分につくれていなかった自治体では、「虐待は児童福祉」「要対協ができたんだから虐待は要対協に任せればよい」と腰が引けていく傾向も生じました。児童福祉の虐待対応は全国的に底上げがなされていきましたが、母子保健の虐待予防の取り組みは、自治体によって力量にかなりの差があるように感じます。

筆者はこの20年間、研修講義やスーパーヴィジョンでさまざまな自治体を訪れました。また、私が毎回参加する都内の保健師向けの研究会にも多くの保健師が学びに来ます。2016年の母子保健法改正で、14年ぶりにあらためて、今度は通知ではなく法の条文で、虐待予防が母子保健の仕事であることが明記されました（鷲山、2019a）。全ての自治体で虐待予防の取り組みが求められます。母子保健の虐待予防があらためて、全国の保健師に広まっていくことを期待します。

子どもの虐待予防のために保健師に求められるもの

さまざまな事情で養育困難に陥っている家庭を対象に、保健師は親との援助関係を形成し、家族全体の健康課題を把握しながら「指導ではなく支援」することで虐待やネグレクトを予防します。そのために地域の社会資源を活用し、他機関と連携しながら、予防医学に基づいた援助を行います。次回からはその具体的な方法について述べていきます。

第2回 家族機能不全と保健師活動

家族の中の暴力をめぐる社会的否認と保健師活動

前回述べた虐待の社会的否認は、実は、家族の中の暴力全般の否認です。配偶者間暴力（DV）や高齢者虐待などもまた、長く存在を否認されてきました。

ひとつだけ、わが国が1970年代から問題視していた暴力の形態がありました。「家庭内暴力」と名づけられた〝子どもから親への暴力〟です。家族の中で能力的にも法的にも弱い立場にある子どもが大人に手を上げたときだけを「暴力として問題視」し、その他の暴力は「しつけ」「懲戒」として正当化するか、または、「ない」ことにしてきたのです。

しかし、筆者が地域保健に従事し始めた1990年代前半にはすでに、保健師活動は家族の中のさまざまな暴力を否認することなく「健康問題の課題」として捉えていました。暴力の背景には、さまざまな思春期精神保健上の問題や、大人の精神保健の問題、アルコール問題、家族機能不全などがあります。子どもによる暴力には家族外へのSOSという意味合いもしばしばあります。「家族の中の暴力」は「暴力を振るう個人の問題」に単純化できるものではありません。

保健師活動は、敗戦期から積み上げてきた母子保健および、1960年代からの精神保健の知識と援助技術を用いて、家族の中の暴力をめぐる問題に取り組んでいました。「虐待」も「DV」も言葉として現場になかった当時のキーワードには、〝逃げ母子〟や〝アルコール家族〟などがありました。

保健師は従来から、DVに合併した子どもの虐待に関わっていた

〝逃げ母子〟という言葉は「DV」に置き換わり、職歴20年以上のベテラン保健師以外は聞いたこともないかもしれません。しかし、大切な視点が見えにくくなりました。DV防止法に基づくDV相談では「逃がす支援」という現下の暴力被害防止が中心ですが、健康を守る保健師活動では勝るとも劣らず大切なのが「逃げた後の支援」です。

〝逃げ母子〟に経済的支援のみで放置してはいけません。暴力的な環境からの脱出に際して、身内や地域社会との過去の対人関係を断ち、脱出後の生活は著しく孤立した状態で始まります。安全な生活に安定できるために「継続的な支援が必要な母子」であるという認識を〝逃げ母子〟という言葉は示していました。逃げた母の生育家族には暴力やアルコール問題や経済的搾取などの深刻な病理がしばしばありました。

DVはDV相談に任せればよい？

DV防止法が整備されると、DVはDV相談に任せればよいとする傾向が自治体によって

は生じました。ＤＶ防止の諸制度はＤＶ被害女性を暴力から保護することに軸足があり、子どもの被害を想定した制度になっていません。目の前で繰り返されるＤＶの影響という心理的被虐待（鷲山, 1999, 2004a）のために、子どもの脳にはしばしばすでに解離症状などの医学的問題が生じていて、放置すると後遺症状となり、長じて対人関係や社会生活適応に障害を来します（Herman et al., 1989; van der Kolk, 1996）。

また、脱出後の母子への援助を怠ると新たな別の暴力的な関係にしばしば巻き込まれ、子どもも巻き添えになります。援助者に求められるのはＤＶについての現下の暴力にとどまらない「長期予後」の観点であり、予防医学に基づく保健師の専門性です。

逃げる意思が全くない段階の場合、ＤＶ相談は当面の援助をしばしば終了しますが、これは子どもの存在を考慮しない自己責任論です。ＤＶが繰り返されることで被害女性は暴力から身を守ろうとしなくなる学習性無力（Walker, 1979）が生じていることが多く、逃げようとしないこと自体がＤＶ被害の症状です。脱出の意思がない場合でも、母子双方にとって信頼に値する大人として保健師の関与が大切です。ＤＶ環境から脱出する方向への動機づけとして保健師の継続的な訪問が有用であることは、次回に紹介する訪問研究で詳述します。

アルコール家族の暴力と子どもへの影響

アルコールや薬物などの依存・乱用を「物質嗜癖」といい、ギャンブル依存や浪費癖などを「行動嗜癖」といいます。どちらも深刻な家族機能不全の要因となります。その病理や援助方法には共通性があり、精神保健では「嗜癖（アディクション）」と呼ばれます。その代表格がアルコール嗜癖です。

問題飲酒者と、やめさせようとしつつも尻拭い行動や感情的叱責で結果として飲酒を助長している配偶者のカップルを「アルコール夫婦」といい、親のアルコール問題に子どもが巻き込まれている状態を「アルコール家族」といいます。子どもにとって安全な養育環境が提供されず、身体的虐待やネグレクト、ＤＶの合併による心理的虐待など、虐待問題のリスクが揃います。アルコール家族の子どもに生じる情動不安定や対人関係の障害、長じて生じる社会生活適応の障害などは、虐待という言葉が入ってくる以前から、地域精神保健における主要な課題のひとつでした（鷲山，1999）。

「夫の飲酒をなんとかやめさせたい」と保健師に援助を求めてきた配偶者に、嗜癖問題としての理解を促しつつ、尻拭い行動をやめることや保健所の酒害相談グループ、地域のアラノンなどの自助グループ参加の動機づけをします。配偶者の行動と夫婦関係が変化し、それまで飲酒問題を否認したり配偶者のせいにしていた飲酒者の認識が変化し始め、飲酒者への動機づけの機会が生じます。もっと生活破綻が進むまで（底をつくまで）放置せざるを得ないという考え方は、子どもがいる場合は成り立ちません。援助を親たちが拒否しない関係を保健師はまず形成し、たとえ飲酒などの嗜癖が止まっていようといまいと、子どもに届く支援を入れていきます。

グループ支援という援助方法

保健師が元来から関わってきた虐待は、逃げ母子やアルコール家族だけではありません。親の統合失調症などの精神疾患による養育能力の低下で生じるネグレクトや、子どもの障害を受け入れられずにいる親による虐待行為やネグレクトも保健師の支援の対象です。これらに共通するのは、グループ支援の併用が有効なことです。

米国で1930年代からアルコール問題の自助グループ（Alcoholics Anonymous World Services, 2001）が始まり、日本でも徐々にグループ支援が有効な方法として知られてきていました。

筆者は地域保健に従事し始めて間もない1990年代半ばより、担当区内の各保健相談所に統合失調症者の家族のための相互援助グループを保健師と共に立ち上げ、地域の家族会と連携する活動を進めていました。疾病について理解するための家族教育は援助の糸口に過ぎません。同じ立場を共有する参加者による相互援助グループは、わが子や配偶者の発病という受け入れがたい事態へのやり場のない複雑な感情をグループで共感とともに受け止められる体験を経て、折り合いをつけ、現実的な対処法に目を向ける方向へと、大きな効果を発揮します。

さまざまな事情で思い描いていたよい母親にはなれず、周囲から「母親失格だ」「育児放棄だ」と叱責されて苦しむ親たちにも、保健師の訪問などの個別支援と並行したグループ支援が有効であることは容易に予測できました。

筆者は、家族機能不全の諸問題を「虐待問題」と捉え直し、その解決方法を求めて、東京で１９９１年より活動が始まっていた「子どもの虐待防止センター」にたどりつき、１９９９年には評議員になります。同センターではすでに「ＭＣＧ（母と子の関係を考える会）」（広岡, 1993, 2009）という相互援助グループが１９９２年から行われていました。さっそく、担当区内に保健師と共にグループを立ち上げました（藤尾, 2000）。

若年出産の母親たちと母性神話の呪縛

人口約70万人の練馬区で保健師たちと虐待問題に取り組む中で、筆者は精神保健相談医という立場に限らずに母子保健活動に関わるようになり、虐待ハイリスクの代表格とされる10代出産の母親たちと多く出会います。そこからは、虐待とは未熟で知識に欠けた親たちの問題という世間の見方とは異なる姿が見えてきます。彼女たちの多くは家族機能不全の環境を生き延び、妊娠出産はしばしば生育家族からの合法的な脱出方法であり、必死の努力で日々を過ごし、同年齢のクラスメイトとは比較にならない人生の苦痛を体験していました。その苦労は周囲から理解されず、大人たちへの不信感や年齢不相応な言動により問題児扱いされてきました。その上痛ましいことに、周囲から「子どもを産むなら子育てに責任を負え」と圧力をかけられ、学業や仕事で人間的に成長していく道を閉ざされていきます。しばしば本人の意思に反して高校を中退させられます。17歳の女子にすら学業をやめて子育てに専念しろと強いる社会とは何なのでしょうか。

「母親なのだから努力するのが当然だ」

「3歳前の子どもを保育園に預けるなど、子どもがかわいそうだ」

言っている側は正義を行っていると信じているため、反省することがありません。わが国の社会は育児の責任を母親に押しつけ、孤立した子育てへと追い込みます。母性神話の呪縛は、養育困難に陥った母親が助けを求めることを困難にします。少なくとも、援助者が圧力をかける側に回ってはなりません（鷲山、2004b）。

援助の目標はよい母親になるように指導することではありません。親たちに横並びで寄り添い、母性神話の呪縛を解き、育児支援を利用してよいと思えるように援助します。「この人になら相談できる」と思える援助関係が虐待を予防します。

「虐待」は悪い親たちの問題か、社会の側の問題か

親への援助において、

善意はしばしば有害であり熱意は非常に危険である

と筆者は長年にわたり保健師に伝えてきました（鷲山、2004a）。母性神話に汚染された「善意」は、リスクを抱えた母親たちをさらに追いつめます。「何とかして私が助け出さねば」という「熱意」は、援助者が一人で事例を抱え込むことにつながり、多職種での連携を妨げ

ます。伝えてきたことは、もうひとつあります。

正義はもっと危険である

スイスの精神科医グッゲンビュールクレイグは、援助者側が自分の関与を「(道徳的に)正しい」と思い込むことによって生じる、関与される側の痛みや侵襲性への配慮の不足、過剰な介入などの問題を詳しく論じました(Guggenbuhl-Craig, 1978)。虐待では、〝証拠集め〟さえも援助者は求められるため、援助は「異端審問」と紙一重となります。米国の精神科医スティール(Steele, 1997b)は、「チャーリーが言うことを聞かないとき叩いたことがありますか?」という虐待行為をとがめる意味合いの直接的な質問を親の援助者はすべきでないとしています(中板ら、2016)。

生物学者の長谷川(2016)が述べているように、ヒトは他の哺乳類や鳥類と異なり両親以外の多くの個体が子育てに関わる「共同繁殖」の動物です。子育ての責任主体は地域社会です。疾病や障害や生活歴などさまざまな問題により自分の子どもを養育する能力が低い親はいまも、将来も必ずいます。母親たちに正義を振りかざすような地域社会であってはなりません。

虐待とは、「虐待する親の問題」ではなく、「養育能力の低い親と子どもを孤立に追い込む地域社会の問題」なのです。次回は、周産期からの虐待予防や保健師の訪問による援助などについて述べます。

第3回 虐待を予防する援助関係と保健師の訪問

生活を援助する保健師活動

筆者は師匠である生活臨床の中澤正夫から、保健師と共に地域保健に取り組む姿勢を学びました（中沢、1991；中澤、2011）。病院の診察室で把握される症状は問題の一側面に過ぎません。地域社会の生活場面に現れる健康課題を保健師は訪問などで把握し、生活を援助します。保健師の仕事の特徴として、次のような援助技術と専門知識が大切です（鷲山、2017a）。

①援助関係を形成する…援助を求めてこない事例にこそ保健師は関与します。病識のない患者やその子どもの「健康な生活を営む権利」を実現するために、援助関係を形成し、必要な援助や治療につながったという結果を出します。

②援助のネットワークを形成する…保健師は地域の資源を活用し、援助のネットワークを形成します。つなぐだけでなく、機能するネットワークとなるように関係者に働きかけます。

③家族全体をみる…保健師は個人のみならず家族全体の健康問題を把握し、優先順位を考え、支援計画を立てます。

④**予防医学を実践する**…生育歴にまで遡る生活史を踏まえて現症を捉え、3年、10年、20年にわたる長期予後を改善するにはいま何をすべきかを、保健師は予防医学的に考えます。

長期予後を改善する援助関係

援助の開始が遅れると、長期経過が不安定となり多くの援助を投入しても改善が容易でなくなることを、保健師は地域精神保健活動からすでに学んでいます。問題が悪化してからの目先の事態改善のための乱雑な介入で、援助関係を犠牲にしてはなりません。保健師は粘り強く手間を惜しまず援助関係を形成し、本人の納得を得てことを進めます。長期予後の改善には、援助の必要な事例に早期から援助関係を形成し、継続的な援助を行うことが大切です。

保健師活動のこれらの原則は、虐待予防にもそのまま当てはまります。保健師は、訪問などで援助関係を形成し、本人の納得を得て援助を行います。精神疾患も虐待も、周囲から差別偏見や道徳的非難などの陰性感情を浴びるため、問題を知られることへの恐怖と警戒があり、援助者側の援助関係形成の努力が非常に重要になります。

やむを得ず強権的な介入がなされた場合は、それでも援助を拒否されない関係が保健師との間で形成されていたかが問われます。さもなくば、その介入は短期的には事態を改善したとしても、長期予後は大幅に悪化します。精神保健であれば、強制入院→退院→治療中断→再燃→強制入院、という予後不良の経過、虐待であれば、強権的介入→援助拒否を誘発→虐待の悪化再燃→またも強権的介入→さらなる援助拒否、となりかねません。初産10代などの重度ハイリスク事例では、適切な援助関係がなければ次の妊娠はしばしば間もなく生じます。予測されることであり、〝育てられないのに何で次々〟と嘆くようではいけません。

母子保健の援助対象とは

母子保健は、妊産婦や母親を援助することで、子どもの健康に発育する権利を守ります。児童福祉は子どもが援助対象で母はその「保護者」なのに対して、母子保健は母が「主たる援助対象」であることが根本的な違いです。「母」が自身の健康や人生を大切にできるようになることで「子」の予後が改善します。母子保健が守る「子」は、目の前の子どもだけではありません。妊娠中でこれから生まれる子どもや、将来出産する子ども、さらには、子どもが将来どのような家族を営むかをも含めて長期予後を捉えるのが母子保健です（鷲山、2019a）。母子保健は「妊産婦、母子、家族」を援助します。

虐待死亡を減らす母子保健活動

２０１５年度1年間の死亡事例等の厚生労働省第13次報告（厚生労働省、2017）によれば、心中以外の虐待死亡52人のうち、０歳児30人（うち０歳０か月児13人）、未受診出産17人、10代妊娠13人です。これらの虐待死亡を減らすには、母子保健の取り組みが求められます。また、繰り返された虐待で死亡したのは14人であり、児童福祉の虐待対応で減らせる虐待死亡はそもそも一部です。虐待死亡を減らす主戦力は母子保健です。わが国では、１９９０年代の大阪（小林ら、1996）で保健師が家庭訪問を繰り返し、必要時には保健師が児童相談所につなげる一方で、在宅では保健師が親や福祉事務所を説得して保育園入所させ、関係機関を集めて事例検討会を行い連携するなどの予防活動により、保健所が関わった虐待の死亡率を４分の１に減少させることができました（小林、2015a）。

虐待が生じる背景と援助の方法

米国で虐待の存在を明らかにしたケンプは、虐待が生じるには、親自身の被虐待歴や情緒的剥奪体験、親にとって失望させられる子ども、生活上の危機、親の心理社会的孤立の４つの条件がそろっているとします（Kempe & Kempe, 1978a）。私たちは、親たちの生育歴に根差す歴史の長い問題を簡単には取り去ることができないし、かわいくない子どもがかわいく見えるように変えることもできません。しかし、援助関係を形成して親の孤立を解き、危機への援助を始めることはすぐにもできます。援助の方法は、

「指導」ではなく「支援」

です。親との援助関係を形成することで親の心理社会的孤立を解き、その関係を軸に親の生活ストレスを軽減する援助をし、子どもの健康を他の大人が子どもに直接関わることで改善する、という順序で支援します。これらの援助が十分に成果をあげた上でない限り、親の育児を改善しようと指導することは虐待の悪化や援助拒否を招きかねません（小林、2007，

2015b)。

また、虐待の生じるリスクとして家族機能を考えるとき、前回までに述べたように、親の精神疾患、子どもの障害の受容をめぐる問題、親のアルコール問題、両親間のDV、親の被虐待歴や若年出産などが背景にあります（小林、2009）。これらの問題の多くは、妊娠中からすでに存在します。妊娠中は、さまざまな健康不安や身体症状が出現します。苛酷な生育歴や大人への根深い不信を抱えるハイリスク妊婦であっても、保健師が援助関係を結びやすい、最大のチャンスです。

保健師の訪問による虐待予防

ケンプらは、出産前の外来から周産期に将来の虐待発生のリスク評価をし、医療と地域保健の連携によるハイリスクアプローチの予防的支援に取り組みました（Kempe & Kempe, 1978b; Gray et al., 1979a, 1979b）。また、保健師による家庭訪問を推奨し、批判的でないこと、判断的でないこと、自身を治療的因子として活用すること、親の話を共感的に聴くことが大切としています（Kempe & Helfer, 1972）。

米国の小児医学者オールズらは、10代、未婚、低所得などのハイリスク初産婦に妊娠中および出生から2年間、母子保健または地域保健の看護職が訪問することで虐待の発生が減ることを実証しました（Olds et al., 1986）。しかも、リスクの高い事例ほど、より大きく改善したのです。この訪問は、15年予後調査（Olds et al., 1997）で母親の生活の長期的な安定（次の出産までの期間が延び、アルコールや薬物に起因する失業や事故や逮捕回数が減る）と子どもへの虐待の減少をもたらすことが明らかになっています。さらに、女児が19歳になった時点で逮捕されたり有罪判決を受けている可能性やすでに出産している（初産10代になってしまう）可能性が大幅に減ることが示されています（Eckenrode et al., 2010）。妊産婦や母親を援助対象とし、何もなくとも予定どおりに継続的に訪問して健康で安定した生活を営めるように援助し、指導ではなく支援することが大切です。妊娠中から2歳までの訪問が、母親の人生の健康度を改善し、その結果として虐待の長期予後を改善し、その効果は次世代へも及ぶのです（渡邊ら、2017）。

援助者が保健師であることの意味

この訪問は、地域保健または母子保健の経験のある看護職が行うと大きな効果が示されますが、医療職でない準専門職が行った場合は事前の訓練と十分な指導体制があっても効果が低く限定的となることが示されています（Olds et al., 2002）。訪問終了後2年後のＤＶ被害が看護職の訪問でのみ半減し準専門職の訪問では変化がないことも分かっています（Olds et al., 2004）。看護職の訪問群では2人に1人が暴力男に殴られ続ける人生をやめにしていたのです。効果の差はなぜでしょうか。冒頭で述べた保健師の援助技術や専門知識はもちろん重要ですが、オールズは別の理由を強調しています。看護職の訪問は居留守や不在が少なく（Korfmacher et al., 1999）、準専門職が訪問した家族は看護職の場合ほどにはドアを開けませんでした。来てくれた看護職は助けてくれるしその能力があるという暗黙の約束への親たちの信頼があるとオールズは指摘し（Olds, 2013）、その根拠として世論調査（Gallup, 2010）で看護職が誠実さと倫理の高い職業の不動の第一位とされていることを例示しています（渡邊ら、2017）。

養育能力の低い傷つきやすい親たちが、看護職の訪問にはより多くドアを開けます。この背景には、看護職がその業務を通して得てきた信頼の積み重ねがあります。わが国の母子保健の乳幼児健診が9割台の高い受診率を維持していることもまた、保健師が歴史的に獲得してきた信頼の表れでしょう（中板ら、2016）。この信頼は、損なうことなく大切にしていかなければなりません。

親との援助関係が虐待を予防する

虐待予防のような心の問題を扱う援助では「援助関係」が重要な援助手段です。

「援助関係形成」の過程は援助者側が責任を負っています

利用者側にも責任があるという自己責任論は、母子保健では、援助対象は〝親〟、受益者は〝子ども〟と異なるため成立しません。援助者の関心が子どもに向いていると、育児負担を軽減する提案すらも親は非難されたと感じるため、子どもではなく親に注目し傾聴することが大切です（Steele & Pollock, 1968）。また、養育能力の低い親にとって困難なことを「してください」と指導することは、援助者側にそのつもりがなくとも「叱責」となります。叱責は虐待の悪化をもたらすので虐待予防では禁忌です。

親たちが拒絶され非難されると思い込んで援助者に防衛的になるのは、過去に人から助けてもらった体験の乏しさに由来し、援助を求める能力が身についていないのであり、実は助けてほしいと切望しています（Pollock & Steele, 1972）。援助を拒否する親であると安易に判断してはいけません。援助拒否とは援助関係の問題です。「親のニーズがない」という援助者側の言葉は、その援助者が〝助けてくれる人〟と認知されていないことを示しているに過ぎません（鷲山、2019a）。

虐待を予防する援助の大原則

親との援助関係が虐待を予防します。筆者が伝えてきた援助の大原則は、以下の9項目です（鷲山、2004a）。

①援助者自身が母性神話に汚染されてないか、十分に内省する　②母性神話を押しつけない　③叱責しない　④頑張りなさいと励ましてはならない　⑤孤立無援感に深く共感する　⑥これまでの努力を十分にねぎらう　⑦これ以上頑張らなくてよいと保証する　⑧母親をやらなくていい時間をつくる、そのための具体策を一緒に考える、育児負担を軽減もしくは免除されて正当だと保証する　⑨一人の援助者が抱え込まない

次回は、自治体の母子保健活動の実践例を紹介します。

第4回

［事例紹介］国分寺市の母子保健の取り組み

虐待予防の3つの視点に基づく母子保健事業

はじめに

今回は、自治体の母子保健の取り組みの具体例を示します。筆者が長年非常勤で従事する東京都練馬区は人口70万人を超える規模で、読者の皆さんが参考にするには大き過ぎます。紹介する国分寺市は人口約12万人で、要保護児童対策地域協議会が1つ、保健機関は1か所です。筆者は20年間で5、6回訪れたに過ぎません。多くの読者の参考になる例として、地区担当保健師がハイリスク事例を継続支援し、グループや精神保健と連動させる母子保健活動の到達点と課題について、国分寺市の保健師から紹介してもらいます。

事例：国分寺市保健師より

国分寺市は、東京都の多摩地区に位置しています。人口は約12万人、出生数は年間約950人です。

１９９７年、地域保健法施行により、東京都から多くの母子保健事業が市に移管されました。保健師は、移管後重篤な虐待事例に出会っては悩み、外部の力を借りながら研修を受け事例検討会や勉強会を重ね、「母子保健の原則」や「虐待予防の視点」「虐待事例の見立てや支援」について学び続けました。その結果、「母子保健における児童虐待予防は、子どもをその心身の健康問題から守るため、公衆衛生として重要な取り組みである」との考えは、市保健師の中に浸透し、少しずつポピュレーションアプローチとハイリスクアプローチを組み合わせた取り組み（図１）を作ってきました。虐待予防を考えて大切にしてきた３つの視点についてお伝えします。

（図 1）　国分寺市の母子保健事業の概略図

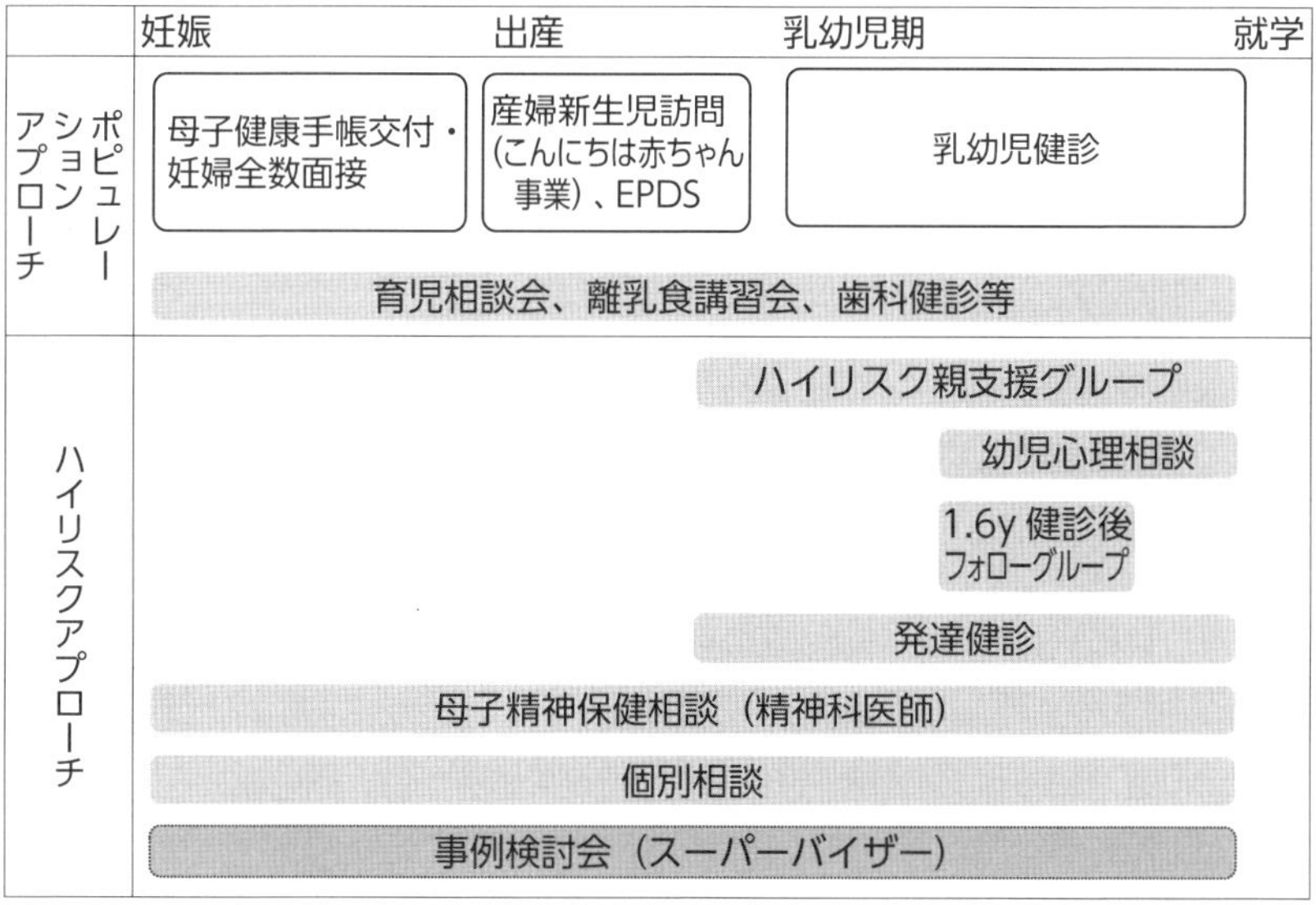

◎（視点1）ポピュレーションアプローチの工夫
「スクリーニング機能と援助関係の形成。きちんと見つけて地区担当保健師とつなげる」

多くの健康な家庭の中に、虐待のリスクを抱えるハイリスク家庭が存在しています。妊婦全数面接や、乳幼児健康診査（以下、乳幼児健診）など、母子保健の中で全数に出会う機会、ポピュレーションアプローチには、支援の必要な家庭を見つける仕組み「スクリーニング機能」が必要です。状況により同じ家庭が健康群、育児不安群、虐待予備軍、虐待群を行き来します。より健康群に近づけるよう、予防的に関わることは保健師の役割です。

さらに、把握したハイリスク家庭と地区担当保健師の「援助関係の形成」も重要です。ゆるやかにでもつながっておくことで、親が困ったときにSOSを受けとることができ、または保健師が状況を判断し、必要なときには積極的に介入できます。虐待群といきなり援助関係を結ぶのは大変難しいことですが、妊娠期や出産直後に保健師が援助関係を作るのは自然でやりやすい方法です。食事や排泄、予防接種など、健康を切り口に相談を開始、継続することで、育児だけではなく家族の健康や困りごとの相談先であることを伝えることができます。このことから、重層的に繰り返し出会う母子保健事業を次のように工夫していきました。

1998年、3～4か月児、1歳6か月児、3歳児健診の目的を明確にし、問診担当を心理職から保健師に変更しました。保健師が健診におけるアセスメントの主体として全数把握する場とし、子どもの発育・発達だけでなく、虐待リスク要因の視点も持って育児や家族の状況をアセスメントし、保健師が必要と思う方を個別相談につなげます。3つの乳幼児健診は、全数に出会う機会を保つため直営の集団健診を継続し、受診率の維持やスクリーニングの精度を高める工夫を重ねてきました。

2008年、「こんにちは赤ちゃん事業」を産婦新生児訪問に位置づけました。主に虐待ハイリスク要因の産後うつと育児不安群のスクリーニングのために、3つの自己記入式質問票（EPDS*、育児支援チェックリスト、赤ちゃんへの気持ち質問票）を導入し、その質を高めるためスーパーバイザーを入れた事例検討会を実施しています。

妊婦全数面接や産婦新生児訪問、乳幼児健診では、出会う対象全体に「保健師や保健センターの役割」を伝え、ハイリスク家庭との出会い、援助関係を形成する大切な場としています。1回の出会い（面接）を大切にし、職員の経験や職責にかかわらず、一定の水準でスクリーニングできるよう人材育成し、必要な家庭を地区担当保健師につなげます。母子手帳交付時に実施するアンケート用紙や、産婦新生児訪問の自己記入式質問票を通じて、保健師が家族のメンタルヘルスも含めた健康相談窓口であることを周知しています。

◎（視点2）ハイリスクアプローチの工夫　その1
「育てにくい子どもや発達に課題のある子どもの育児支援を丁寧に確実に行う」

育てにくさや発達に課題を抱える子どもの育児は、虐待ハイリスク要因です。その育児は親の思い通りにならないことが多く起こります。子どもに障害がある場合、親が孤立した育児を強いられ、周囲のみならず自分自身が自分を追い詰めて孤立することも少なくありませ

＊エジンバラ産後うつ病質問票

ん。健康な家庭では周囲の支援や情報を得てその困難を乗り越えることも可能ですが、親の疾病や生育歴の影響、機能不全家族である場合は、障害受容へのプロセスはこじれやすく時間もかかり、療育につながるどころか虐待に発展することもあります。また、子どもにも不適応や自尊心の低下などの情緒的影響が発生し、これがさらに虐待のリスクを高めます。親子それぞれが支援の対象です。

保健師の役割は、次のとおりです。

1. 乳幼児健診では、親に対して、育てにくさやその大変さに共感するのみにとどまらず、子どもの発達面の課題への早期の気づきを促しつつ、日常生活の具体的な対応の仕方を伝えていきます。幼児心理相談では、地区担当保健師が相談の場に子どもの遊び相手として同席し、心理職と事後カンファレンスを行い、虐待予防と発達支援の両側面で支援します。心理相談への同席は、その子の発達の道筋を保健師が深く理解することや親への支援、子どもの発達に見通しを持った助言に役立ってきました。

2. 障害受容においては、キューブラロスが提示した受容のプロセスを踏まえ、混乱や否認につきあい、待ち、怒りを受け止め、肯定的に関わり、抑うつ期にはいまの生活状況や体調の確認をしながら葛藤している親に寄り添います。発達健診では、医師による発達の見立てだけでなく、親が子の状況を把握し、受け入れるツールとしても活用し、すぐに医療機関につなげずに複数回利用してフォローするケースもあります。

3. 生活の場である保育園や療育機関との連携を重視し、支援方針を合わせていきます。

4. 療育機関などの他機関へのつなぎは丁寧に行います。子どもになぜ療育が必要なのか親が理解し、受け入れられるよう支援します。そしてハイリスク事例は、つないだ後も地区担当保健師の支援を継続します。1歳6か月児健診後の親子遊びのフォローグループと発達健診に、発達センターの職員が参加することで、情報共有だけではなく、親子と発達センターのよい出会い作りに役立っています。

5. 個別ケースごとに、何を優先すべきか判断して支援します。なぜなら、その家庭にとっては療育よりも優先される課題、例えば親の疾病や生活困窮、DV等を抱えていることがあり、子どもの療育よりも生活の立て直しが優先される場合があるからです。

◎（視点3）ハイリスクアプローチの工夫　その2
「育児に困難を抱える親が、折り合いをつけながら虐待をしないで育児することを支援する」

視点3に基づき、親への支援グループと精神科医の相談を立ち上げました。

育児支援の目標は、親が「よい母親、よい父親になること」ではなく、「子どもの育てにくさや障害、さまざまな状況に自分なりの折り合いをつけながら生活し、子どもを虐待しないこと」です。この「折り合いをつける」作業には、保健師の個別支援と連動したハイリスク親支援グループの活用が有効です。

保健師との個別面接ではなかなか行動が変わらない母親が、グループで同じ境遇の仲間と出会うことで折り合いをつけ、支援やサービス利用を受け入れるなど、虐待予防への行動変化の効果が大きく、当市では、グループの力を積極的に活用しています（図2）。

　2002年、既存の情報提供型育児学級を廃止し、3～4か月児健診で育児不安群と判断した方へ案内し、希望した方に育児学級を実施しました。しかしタイムリーに使いにくいことや個別支援と連動しにくいデメリットがあったため、2009年、個別支援との連動を重視したハイリスク親支援グループを立ち上げました。毎月1回、保健師が紹介した母親のみが参加する継続オープンのグループです。グループに重要な託児においては、保育園の人材育成等を担っている市子ども若者計画課と、市内認可保育園の協力を得て、正規職員の保育士を派遣してもらっています。託児を担当する保育士も事後カンファレンスに参加することで、虐待予防の支援について理解が深まり、地域連携につながっています。

　また、親の支援は、精神疾患、DVやアディク

（図2）　地区担当保健師によるハイリスク親支援グループと個別支援の連動

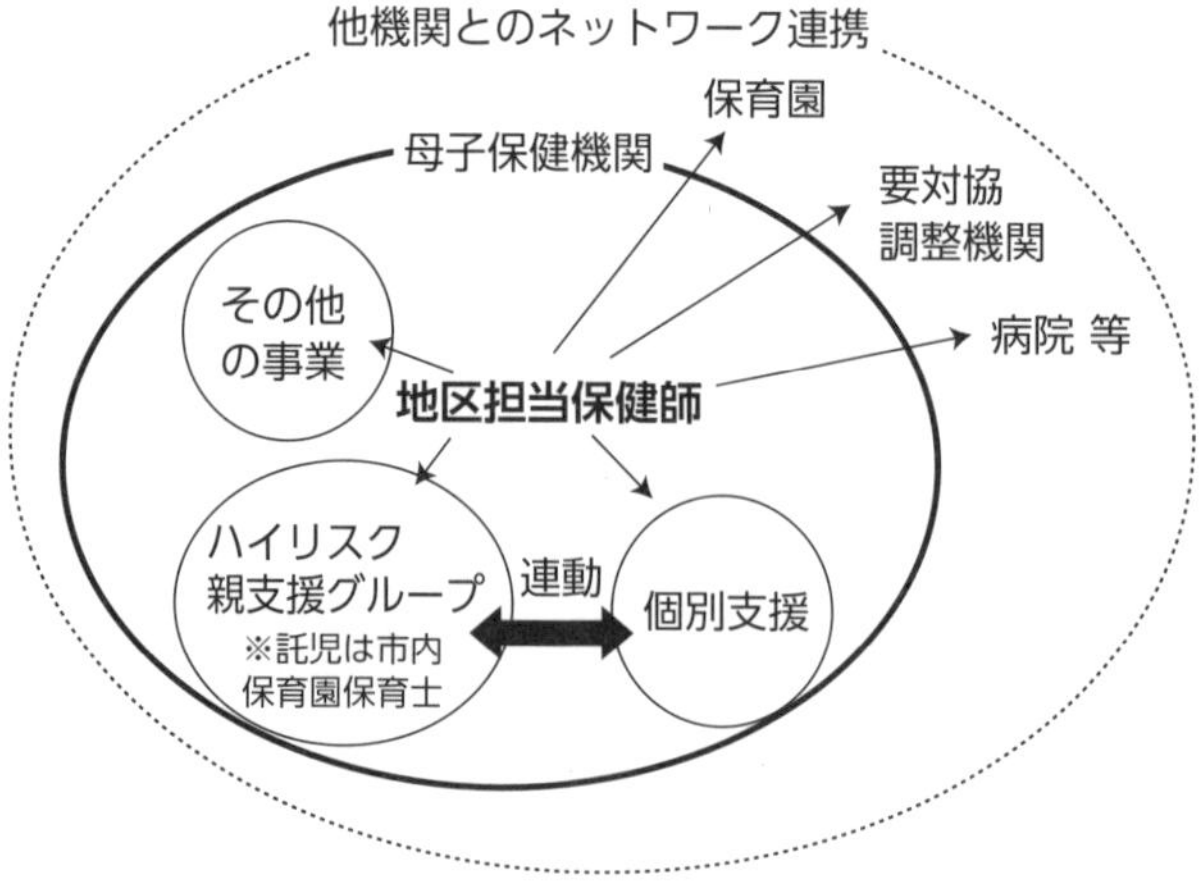

ション、機能不全家族等に関わることも多く、精神保健の支援は必要不可欠です。精神保健については東京都保健所の支援を得ながら学んできました。2015年には、新たに精神科医による親への相談の必要性を感じ、子育て中の親が相談しやすいよう「親と子の相談室」と名付けた相談事業を開始しています。

ハイリスク事例は長期の継続支援が重要であり、マンパワーはもっと必要だと感じます。また市保健師の異動がある中、さまざまな職種・職責の職員全体の意識や質の維持、他機関連携の継続は常に課題があり大きな悩みです。しかし、これまで同様3つの視点を大切に、少しずつでも虐待予防の取り組みを前進させていきたいと考えています。

おわりに

本来業務としての虐待予防を踏まえた母子保健の取り組みを紹介しました。整備されつつある子育て世代包括支援の中に母子保健活動をしっかりと位置づけていかなければなりません。

次回はグループ支援について述べます。

第5回 虐待ハイリスクの親を支援するグループ

保健師活動とグループ支援

地域保健では従来より、グループ支援という援助方法を活用してきました。地域住民の健康づくり活動のグループから、深刻な精神保健上の問題を扱うグループまで、グループ支援は保健師活動のさまざまな領域で用いられています。

問題を抱えた本人のみならず、その家族を対象としたグループ支援も大切な援助方法です。前述のとおり筆者は1990年代半ばより、統合失調症者の家族のための相互援助グループを担当区内の各保健相談所に立ち上げる活動に保健師と共に取り組みました。わが子や配偶者が精神疾患を発病するという受け入れ難い事態と折り合いをつけていく、1対1の援助だけでは困難なプロセスが、グループという同じ立場を共有する当事者との出会いの場を通じて前進します。グループ支援を個別支援と併用することで大きな成果が得られるのです。

グループ支援とアルコール問題

地域保健の領域におけるグループという方法は、1935年に米国で始まった自助グループ「アルコホーリクス・アノニマス（A.A.）」が始まりです。「アノニマス」とは「匿名の」という意味です。個別の援助や指導によっては改善が見込めない重症のアルコール依存者たちが、グループに継続的に参加することで次々と回復に向かって歩み始めました。アルコホーリクス・アノニマスの有効性は目を見張るものがあり、これに派生して、飲酒者の家族を対象としたグループ、薬物やギャンブルのような飲酒以外の嗜癖問題を扱うグループなど、さまざまな種類の自助グループが生まれました（Kurtz, 1997）。

わが国でも、自助グループの広まりとともに、アルコール依存者の家族を対象とした酒害相談グループなどが多くの保健機関で行われ、地域のグループや医療機関と連動させた援助が成果をあげてきました。

グループであることの意味

さまざまなグループに共通するグループの効果には、希望をもたらすこと、「私だけではなかった」という体験、仲間として受け入れられること、他者を信頼し助け合うことを学ぶことなどがあります。これらを精神科医ヤーロムは「療法的因子」としてまとめています（Yalom, 1985, 1995; 鷲山、2016a）。

また、筆者がハイリスク親支援グループ（虐待ハイリスクの親を支援するグループ）の有効性として強調してきたことは、「対等性」「相互受容」「自己洞察」です（鷲山、2004）。

援助者と1対1の面接においては、しばしば、虐待・被虐待関係が援助者との間で再演され、援助関係が混乱します。これは、援助関係が親子関係と同様に「本質において不対等」であることと関係しています。いてほしかった理想の母親像を保健師に投げかけて依存してきたかと思えば、かつて自分を虐待した親に対する怒りの感情を突然向けられて当惑させられたりします。しかし、グループ場面では参加者同士は対等です。自分と同じ問題を抱えた同じ立場の参加者と出会うことで、自分の姿が見えてきます。

当事者間で互いに自分のことを語り批評せずに聴くという関係の中で、グループのメンバーとして「相互に承認し合う」ことを通して「子育てを安全に行うことができない私である」ことを相互受容し、「そんな自分でも存在していてよい」と自己肯定できるようになっていきます。また、グループの輪の中で話を批評せずに聴きつつ、輪に向けて自分のことを自分を主語にして自分の問題として語るとき、「自分が語っていることを、その場で自分の語ったこととして自分の思いとして聴き受けとめる」(「語る」と同時に「聴く」)という体験が生じます。1対1の面接では「また不当に扱われた」「保健師が悪い」などと自分の問題を「否認」してしまうような事例も、グループでは自己洞察が促進されます（鷲山、2006)。

自助グループとサポート・グループ

共通の問題を抱えた人たちが集まり、当事者同士の共感や分かち合い、支え合いによって生き延びていくことを目的としたグループを、相互援助グループといいます。アルコホーリクス・アノニマスのように当事者のみによって運営されている相互援助グループを「自助グループ」といいます。これに対して、保健機関で行われるグループのように専門家の責任で運営される相互援助グループを「サポート・グループ」といいます（高松、2004）。虐待ハイリスクの親を支援する相互援助グループは、専門家の関与を必要とするサポート・グループです。

サポート・グループであるということは、保健師にとって馴染みの深いグループであることを意味します。保健機関でしばしば行われている「統合失調症の患者の家族を対象とするグループ」や「酒害相談グループ」もサポート・グループに該当し、保健師はこれらの経験を生かすことができます。

カウンセリング機関などで行われるグループの中には、メンバー同士のグループ外での交流を禁じる方式のものもあります。しかし、保健機関で行うサポート・グループでは、グループ外での交流を有害視すべきでありません（Yalom, 1995）。そもそも地域保健機関で行うサポート・グループで、参加者同士のグループ外での接触を禁じることには無理があります。グループ外での相互援助は、地区担当保健師に報告され援助者側が把握していれば、むしろ有益です。

米国で1970年代に広まったペアレンツ・アノニマス

子どもを虐待してしまう親の相互援助グループの始まりは、１９７０年代初頭の米国で発足した、ペアレンツ・アノニマス（当初はマザーズ・アノニマスという名称）です（Parents

Anonymous, 2001)。米国で虐待の存在を明らかにしたケンプらはこのグループに注目し評価しつつ、医療その他の特別なケアを提供するための後方支援が必要であること、ドロップアウトした事例への責任があることなどを指摘して、専門家の援助を受け入れるべきであるとしました（Kempe & Helfer, 1972）。
わが国では、保健師が関与し運営に責任を持つことでこれらの条件を満たすことができます（鷲山、2015）。

わが国のハイリスク親支援グループ（MCG）の始まり

虐待ハイリスクの親を支援するサポート・グループは、わが国では、筆者が評議員を務める「子どもの虐待防止センター」で1992年から行われている「MCG（母と子の関係を考える会）」という名のグループが始まりです。同センターでは毎年2回、グループ実施者向けの「MCG講座」を筆者らが講師として行い、全国各地から多くの保健師が参加しています。初回でも述べたように、このグループ支援は1990年代から2005年ころにかけてわが国の保健機関に広まっていきました。

「保健師の個別支援との連動」で用いるには、10回1クールなどの「クール制クローズド」よりも、ペアレンツ・アノニマスと同様の「継続オープン」すなわち、参加期間や回数の制限がなく、いつでも初回参加できるグループが望まれます（鷲山、2016a）。数年継続している参加者が「先行く仲間」として、次のような重要な役割を果たしてくれます。

当事者間の相互援助と「先行く仲間」

すでに継続参加している仲間が新たな参加者を迎え入れ、体験の自己開示と分かち合いによって、虐待や養育困難という問題を抱えた同士であることを確認し合うことで、新メンバーは自分の問題が唯一無二のものではなかったことを理解し、一人苦しみの中に孤立していた状況から解放されます。そして、新メンバーはいまの自分の困難を先行く仲間の過去の境遇と照らし合わせ、自分の経過を客観視できるようになっていきます（Hunka, 1985）。

さらに、このような役割が、先行く仲間自身のさらなる回復になります（Riessman, 1965）。当事者間の相互援助グループではこのような、

「思い描いていたよい母」にはなれない現実と「折り合い」をつける他者を援助する役回りが、援助を提供する側自身の治療になる

という効果が得られます。多くの初回参加者が「こんな場があるとは思いもよらなかった」という体験をし、保健師による支援が前進します。

ハイリスク親支援グループを母子保健の場で行う

90分～120分のセッションを、

①保育による完全母子分離　②司会は保健師が行う　③複数の保健師がグループの輪に入るという構造で行うことを基本とします。グループで語られたことを外に持ち出さない、他

者の話を批判せずに聴くなどのルールをセッションの冒頭で司会が確認してから開始します。直後に振り返りのカンファレンスを、できればセッションと同じくらい時間をかけて行います。保育を担当するスタッフも参加して、子どもの様子を含めて共有し、連動する個別支援の展開に反映させます（鷲山, 2016a）。この振り返りの積み重ねによって、事例への支援が前進するだけでなく、保健師の力量が向上していきます。筆者の担当区内では、各保健相談所でこのようなグループを継続で行いつつ、初産10代の妊産婦のグループを区内でひとつ毎月行っています。

親教育・訓練グループとは本質が異なる

子どもの問題行動を改善するために親を訓練して共同治療者とするペアレントトレーニングの試みは1960年代に米国でなされ（Berkowitz et al., 1972; Patterson et al., 1968, 1970）、わが国でも発達障害の子どもの親を対象に行われています。このような親教育・訓練グループは本来、問題行動のある子どもを抱えた健康な（被虐待歴などによる病理のない）親を対象に開発されたものです（Patterson, 1971, 1974）。

ハイリスク親支援グループは、親を教育・訓練するグループとは内容も目的も全く異なります。よい母親になることではなく、

「このままの私でやっていく」ことを大切にする　「指導」ではなく「支援」する

ことを重視するグループです。

「よい母親」になる必要も、訓練する必要も、これ以上努力する必要もない、「そのままでいい」と思えるようになること、「このままの私でやっていく」ことを非常に重視します（鷲山、2016a）。

「思い描いていたよい母親になることができない私」のままでやっていくしかないと認めて、提案されている援助を拒むのをやめる。結果として「子どもを虐待しないことができる」ようになり、援助の手が子どもに届くことで次世代への連鎖を予防します。

虐待予防において、親教育・訓練グループでは重症例ほどドロップアウトが生じやすく（Thomasson, et al., 1981）効果が不安定となるのに対して、相互援助グループは「より重症例に、より有効」である（Polinsky, 2010）ことが示されています。

親との援助関係が虐待を予防する

これらの効果は、地区担当保健師による個別支援と連動で行うことが大切です（中板、2008）。保健師が援助関係を築いた上でグループにつなぎ、個別支援も継続して行っていきます。グループに参加することを心理的緊張から躊躇する事例では、初回は地区担当保健師が一緒に参加するとよいでしょう。グループに援助を丸投げして個別支援を怠ることはあってはなりません。

親との援助関係を形成し、指導ではなく支援することが虐待ハイリスクの親への援助で大切です。その方法として、グループ支援を併用するのです。

第6回　虐待の世代間連鎖を予防する保健師活動

長期予後を改善する保健師活動

保健師活動においては、長期予後を改善する援助関係が大切です。そして、保健師は家族全体を見て、生活史を踏まえて現症を捉え、長期予後改善のためにすべきことを予防医学的に考えます。

母子保健は、妊産婦や、母親を援助することで、子どもの健康な発育を守ります。目の前の子どもだけでなく、これから生まれる子どもや将来出産する子ども、そして子どもたちが、将来どのような家族を営むかを含めて長期予後を捉えます。

虐待の世代間伝達と家族機能不全

子どもの被虐待体験が長期予後に影響し、被虐待歴のある大人の子育てに病理的に反映して次世代への虐待を生み出していく様式を「世代間伝達」（Steele & Pollock, 1968）といい、その結果生じる、虐待という問題の世代を超えた連鎖を「世代間連鎖」（Helfer, 1980）といいます。

虐待する親には、親から子どもへの、よい従順な態度、迅速な服従、親の行動に賛同し親を助けることへの子どもの能力を無視した高すぎる非現実的な期待（Azar et al., 1984; Azar & Rohrbeck, 1986）と、子どもについての親の知覚の歪みがあり、これらは世代間伝達によってもたらされます。また、被虐待環境で育った子どもたちの多くが、自分は〝どうでもいい存在〟であり、人を助けることができず、親友を見つけることなどできず、ふさわしい異性など得られるはずもないと確信する（Helfer, 1980）ようになります。被虐待歴のある親たちが、拒絶され非難され見捨てられると思い込んで援助者に防衛的になるのは、過去に人から助けてもらった体験の乏しさに由来し、自身が育ってきた環境のために援助を求める能力が身についていない（Pollock & Steele, 1972）だけで、実は助けてほしいと切望しているのです（鷲山、2019a）。

これらは、「アルコール家族」（第2回）の特徴として知られてきたこととほぼ同じです。アルコール家族では、子どもが従うべきルールが飲酒者により突然変更され、子どもがルール変更に直ちに服従しないと殴られたり玄関の外に出されたりします。両親間のDVも高率に合併します。

虐待する親の病理や被虐待環境下の子どもに生じる対人関係の諸問題は、機能不全家族の特徴としてわが国の保健師たちにもともと知られていたことと、実は、ほとんど重なっているのです。

虐待やネグレクトを家族機能不全の結果として捉える

このように、「虐待」を家族機能不全の結果であると捉えれば、もともと保健師が取り組んでいたこととして理解できます。やがて、同様のことが飲酒者がいなくても生じている家族に関わる経験から、「機能不全家族」と広く名づけ直しました。

家族機能不全が世代間連鎖することにも保健師は気づいており、子どもたちに地域社会の健康な大人が関わることが次世代の家族機能不全を予防し得ることもまた、多くの保健師が気づき始めていました。「虐待」「ネグレクト」「DV」などの「言葉」が1990年代後半にわが国の地域保健の現場に入ってきただけであり、それらの問題はもともとそこにあり、保健師はずっと「別の言葉」で関わっていたのです。虐待を発見するのではなく予防することが保健師の仕事として重要であることもまた、おのずと明らかです。

若年出産と世代間連鎖

10代で出産する母親たちの多くが、家族機能不全の環境を必死の努力で生き延びてきた体験をしています。

筆者らによる地域精神科外来の親治療での調査（鷺山ら、2015）では、初産10代は世代間連鎖する傾向があり、学歴中卒や離婚歴が多く、婚姻関係が安定しません。虐待や被虐待歴の重症度が高い事例も多く、初産10代の予後を改善するには母子保健の十分な支援が必要です。10代、未婚、低所得などのハイリスク初産婦に妊娠中から母子保健の看護職が訪問することで虐待の発生が減り、母親の生活が長期的に安定し、次世代の初産10代が減少することは、これまでも述べてきました（第3回）。母子保健の訪問によって援助関係を形成し生活を援助することが、ハイリスク事例の虐待を予防し世代間連鎖を断つことにつながるのです。

虐待の世代間連鎖と連鎖を断つ援助関係

被虐待歴のある大人が子どもを虐待する比率は約3割であり、一般人口における比率の約5ないし6倍にのぼるとされます（Kaufman & Zigler, 1987）。ネグレクトから次世代のネグレクトや虐待への世代間伝達（Newcomb & Loche, 2001; Kim, 2009）、子ども時代の被虐待やDV目撃と大人になってからのDV被害の強い相関（Renner & Slack, 2006）も示されています。DV被害はさらに次世代のDV被害を生じやすくします。機能不全家族に虐待やネグレクトやDVが生じている姿を思い起こして理解してください。

エグランドらの長期予後研究（Egeland et al., 1988）は、被虐待歴のある人が世代間連鎖を断ち子どもを安全に養育できるようになる因子として、
①虐待的でない大人からの情緒的なサポートを子ども時代に受け取ることができた体験
②時期や種類を問わず、1年以上の期間の治療
③安定した情緒的に支えになる配偶者

を挙げています（鷲山、2019a）。

これらは、虐待環境で学ぶこととは異なる対人関係を体験する機会です。この世界は信頼に値する、人生は大切にする価値があるという基本的な感覚を得られることが次世代への連鎖を予防します。保健師の継続的援助は、母親に対して②に該当すると同時に、①の虐待的でない大人から子どもへの情緒的なサポートでもあります。親以外の大人の援助の手が〝子どもに届く〟ことが次世代への連鎖を予防します。妊娠期からの保健師の継続的訪問が大きな効果を上げます。

たとえ、次世代で虐待が生じた場合でも、治療予後が大きく改善します。筆者の臨床経験でも、誰かが自分を助けてくれたという体験を一度でもしていると、治療への反応が大きく違います。

虐待の世代間伝達と解離

被虐待環境下の子どもには、耐え難い出来事を記憶にとどめまいとして「解離」という現象が生じます（Putnam, 1997）。被虐待場面の記憶を切り離し、なかったこととして、親からの期待に応えるべく、より一層の服従で適応しようとします。

エグランドらは、被虐待歴のある母親で子どもへの虐待が生じた群と生じていない群を比較し、虐待が生じた母親に解離がより多く認められたことを報告（Egeland & Susman-Stillman, 1996）し、解離症状が世代間伝達を媒介していることを示唆しました。

過去の重篤な被虐待歴は、子どもはどうあるべきかについて「非現実的な期待」を生じさせます。被虐待環境下で自分の感情を抑え口答えしないことを習得した場合、「子どもはそうあるべきもの」であり、子どもの自然な感情表現や自己主張に共感的に対応できず、子どもとふたりきりだと手に負えなくなります。かつて「手に負えない子ども」だった過去の自分の化身（Steele, 1997a）を子どもの中に見ます。被虐待体験の記憶が侵入的に想起され、過去と現在が判別困難な再体験（解離性フラッシュバック）の混乱の中で、かつて自分を虐待した親に「同一化」して「自分自身の化身」を罰します。子どもとふたりきりにならないように、保育園やホームヘルプやショートステイなどの育児支援を十分に活用することが虐待の予防に有効です。

解離とは難解な概念ですが、ここでは記憶の混乱や不連続と理解しておいてください。「自分自身の化身を罰した」瞬間を後から思い出せないこともしばしばあります（鷲山、2000）。

解離は、被虐待環境を子どもが生き延びるための自己防衛として役立ちますが、思春期以降に家族の外に社会生活を広げていくには障害となります。しばしば周囲から嘘つき呼ばわり（Kluft, 1984）され、安定的な対人関係を形成できずに孤立し、自立した大人としての社会適応の困難をもたらします。周囲の地域社会の誰かが事情を理解し、共感と情緒的な支えを提供して心理的成長を手助けしてくれれば、被虐待環境下で育った子どもや若者の予後は改善します。世代間連鎖を断つための援助とは物質的、経済的、心理的、社会的などさまざまです。

「世代間連鎖」は虐待する親たちの問題か、社会の側の問題か

「私は『子どもの虐待の真犯人は誰だろうか』と目を懲らして見た。そして、私はそれが自分自身であることを発見した」

ベルギーの医師マーネフィーが子ども虐待の教科書的論文集〝虐待された子ども〟の第5版に寄せた虐待予防の論文（Marneffe, 1997）は、米国の心理学者ジグラーのこの一節で始まります。

ジグラーの小論「虐待を取り締まるアメリカ―努力は失敗する運命にある」（Zigler, 1979）からの引用です。私たちは、他の問題であればすぐにも気づくはずの疾病や障害や生活環境の影響を、「虐待」と名づけるやいなや、見逃しがちになります。「虐待とは虐待する親の問題であるから親を取り締まればよい」ことにしたくなります（鷲山、2019c, 2020）。親の行動を絶対悪と見なし、親もまた犠牲者であるという見方ができなくなります。この「否認」の背景に、虐待という問題が人々に引き起こす強い「嫌悪」があるとジグラーは指摘しています（鷲山、2019b）。ジグラーは、「虐待された子どもは親になって子どもを虐待する」という宿命論を厳しく批判しています。子ども時代の被虐待歴は、次世代の虐待の重大なリスク因子ですが、それでも虐待が生じるのは約3人に1人です（Egeland, 1988）。今回すでに述べたように、地域社会の中で尊重され、守られる体験が次世代の虐待を予防します。虐待の世代間連鎖は周囲が必要な支援を怠ったことの結果です。

被虐待歴が虐待を引き起こすのではない 被虐待歴のある人への援助を怠ったとき次世代への虐待が引き起こされる

のです。

被虐待歴のある親の子育ての危うさを「問題視」し、支援ではなく指導や監視の態度で関わるようなことは、「問題を抱えた親」を萎縮させ、孤立に追い込み、虐待の世代間連鎖を促進しかねません。

私は虐待事例の「個別ケース検討会議」等の事例検討の場に助言者として毎年数十例以上、約20年にわたって関わってきました。〝児相が保護すべきだから地域支援を切り下げる〟という倒錯した論理すら行政の現場で時に生じることはとても残念です。養育能力に問題のある親への関係者のこのような不適切な関与は、虐待を実際に引き起こしてしまう「自己的中予言」(Kaufman & Zigler, 1987)として従来から指摘されているものです。虐待という問題をめぐる関係者・援助者側の問題については、回を改めて詳しく述べます。

虐待の世代間連鎖を断つには、被虐待歴に由来するさまざまな問題のために

子どもを養育する能力の低い親たちを関係者・援助者・地域社会が「指導ではなく支援」していく

ことが大切です。

世代間連鎖とは、虐待する親たちの問題ではなく地域社会の側の問題である、という認識が母子保健に求められています。

第7回 「このままの私でやっていく」ことを支える保健師活動

子どもの虐待と保健師の役割

この回では、子どもの虐待と保健師の役割について視点を少し変えて述べたいと思います。
近年、虐待死亡事件が大きく報道される中で、虐待は医療現場などが発見して児童福祉の介入がされるべき、という考えにわが国ではなりがちになっています。虐待は発見して取り締まるべきものだという発想です（鷲山、2020）。もちろん、犯罪として取り締まるべき虐待もあります。しかし、そのような観点に偏ると、子どもの虐待を「予防」する「保健師の役割」が見えなくなってしまいます。

１９９０年代に子どもの虐待予防への母子保健の取り組みが自治体によって始まる中で、〝虐待は福祉の仕事でしょ〟と関わろうとしなかった保健師も少なからずいました。２０００年の児童虐待防止法制定、２００５年の要保護児童対策地域協議会法制化などを経て、２０１６年の母子保健法改正で虐待予防が母子保健の仕事であると条文に明記されてようやく、母子保健は子どもの虐待に正面から目を向けるようになりました。

いまのわが国の、「取り締まり」ばかりが強調されがちな風潮の中で、保健師の役割をあらためて捉え直すことが私たちに求められています。そのために、保健師の仕事について、子どもの虐待という問題から一歩離れて考えてみます。

保健師は生活の中で出会い、生活を援助する

筆者の保健師活動との出会いは、1990年代前半、精神科研修医の時期に遡ります（鷲山、2017a）。当時の筆者は、病棟医として統合失調症などの精神疾患の患者の治療に携わっていました。指導医と共に地域保健の現場を訪れた筆者は、患者への関与における医療と地域保健の違いを実感します。

医療は、病院などの医療機関の中で「患者」と出会います。健康問題を、治すべき病気として把握し、診断し、治療方針を考えます。患者の方も、治してほしい病気や症状があって受診します。患者の生活については、医療では治療方針を検討する上で考慮する程度です。しかし、保健師は生活をみることから関わります。

保健師は地域住民と、患者として出会うのではありません。医療が必要なほどの状態ではないとき、地域住民は「患者」ではありません。必要な医療につながっていない場合も、医療が中断してしまっている場合も、患者ではありません。保健師は援助対象の人と、その地域の「生活者」として、生活の中で出会う（渡邊ら、2017）のです。そして、生活を援助します。

保健師は、治すのではなく、生活の中で健康を守る

保健師は、その人が生活者として抱えている課題を共に把握し、健康に地域生活を営んでいけるように援助します。医療では疾病や障害などの「病気」を治そうとしますが、地域保健では生活の中で健康を守る援助をします。治すべき疾病があるとき、あるいは障害を抱えながらの暮らしを援助するために医師の診断書が必要なときには医療につなぐ援助をしますが、それは保健師の仕事の一部です。

ここで大切なことは、「健康な暮らし」は人によってさまざまなことです。

「病気」は具体的・限定的だが、「健康」はさまざまである

どのような健康な暮らしがしたいのかは、その人それぞれです。家族や恋人との親密な絆を大切にしたい人もいます。経済的に少しでも豊かな生活を目指して日々懸命に働く人もいます。世の中に役立ち認められる取り組みを大切にしたい人もいます。

また、どのように健康な暮らしを実現したいのかも、人それぞれです。自分の生きざまを能動的に切り開きたい人もいます。求められた役割を日々堅実にこなすことを大切にする人もいます。何を大切にして暮らしていきたいのか、その人のあり方に寄り添い、その人にとっての健康な生活が営めるように援助することが地域保健では求められます。「病気」の診断や治療は具体的で限定的ですが、「健康」は人によってさまざまです。

生活の中でみるというこの視点は、医療機関の病棟や診察室ではなかなかできません。精神保健分野の保健師の役割については回を改めて述べ、ここでは母子保健に目を向けます。

その人にとっての子育てに寄り添う母子保健

母子保健では、妊産婦や母親たちを援助することによって、子どもの健康な発育を守り実現します。保健師にとっての子ども虐待とは、「悪い親を取り締まる」ことではなく、子どもの「健康」を守ること、健康問題です。子どもの健康な育ち方は、生活環境によってさまざまです。子育てのあり方は、その社会の価値観や親の人生観が関係するので、もっとさまざまです。「正しい子育て」「あるべき子育て」があってそれ以外は間違った子育てなどということはありません。援助者が考える正しい子育てを押しつけるようなことになってはなりません。その母子の生活に寄り添う援助（佐藤ら、2021）が大切です。

わが国で子育てを援助するときに特に注意すべきなのは、

「母親がもっと子どもに関わるべきだ」

という援助者側の思いを押しつけないことです。

わが国に特有の「母性神話」

わが国で戦後の高度成長期以後に、核家族化、地域共同体の崩壊、母性神話の呪縛によって、子どもを抱えて母親が孤立する社会状況が生じました（鷲山、2004a）。援助にあたっては、この「孤立無援感」に共感を示すことが大切です。

- 母親というものは子どもを愛情豊かに養育できるはずのものである
- 母親なのだから子どもがかわいく思えないはずがない
- 母親なのだから（一人で）子育てができるはずである
- 産んだのだから育てるのが当たり前（育てられないなら何で産んだんだ）
- 子育てが大変なのは当たり前、母親なのだから耐えて頑張りなさい
- 育てられないなどと甘えたことをいうな、それでも母親か

これらの言葉が飛び交います。

「母親というものは一人で子育てができるものである、昔からそうしてきた」（母性神話）

わが国には本来、江戸の町の長屋のような地域共同体で、大人たちが子どもたちを育ててきた「共同の営み」の子育て文化や、屋敷に住む人々の多くが乳母を雇っていた歴史がありました。大正期には、育児を乳母に任せず母親が自ら子育てすべきとの意見が広まりましたが、それでも１９２４年の家庭科教科書には乳母の選び方が記載されていました（安藤、1976）。１９２９年に鶴見祐輔の小説『母』が出版され、空前のベストセラーとなります。自己犠牲的、献身的な母としての女性の生き方を美化・礼賛する内容でした。敗戦、戦後復興を経て、高度経済成長期に母親が子育ての全てを担うことが当然視され、「３歳児神話（３

歳までは母親が一人で育てるべき)」によってさらに強化されました。しかも、「昔からそうしてきた」ことにされてしまったのです(鷲山、2016a)。

このような母性神話は、母親たちを孤立した子育て環境へと追い込んできました。現実に周囲から圧力がかかる場合もあれば、母親自身が自分で自分を責める場合もあります。少なくとも、援助者が圧力をかける側に回ってはなりません。母性神話の呪縛を解き、育児支援を利用してよいと思えるように援助することが大切です。「よい母親」になることを援助の目標にしているとすれば、援助者自身が母性神話に汚染されていることを意味するかもしれません。

ボウルビイ理論の誤解

援助者の抱く母性神話の背景にはしばしば、ボウルビイのアタッチメント理論の誤解があります。「母親が一人で子育てすべきだとボウルビイが言っている」というものです。

ボウルビイは、子どもたちは一人ではなく複数の人物にアタッチメント行動を向けることができ、アタッチメント人物の役割は実母以外の人々によっても果たし得る(Bowlby, 1969, 1982)とし、一人で育てなければならないとも、母親でなければならないとも述べていません。ボウルビイが強調しているのは、母親が育てることではなく、アタッチメント対象となる保育者が数人以下に固定されていることです(舘原、2001)。

母性神話の破壊的作用

養育能力の高い母親が、自ら望んで子育ての大半を引き受けることはあってもよいでしょう。しかし、全ての母親が一人で子育てすべきだという母性神話に染まった地域社会は危険です。保育園の延長保育やベビーシッターを利用しておおいに働く母親はもちろんのこと、大人同士の交流の場に参加するために育児支援サービスを利用することも非難されない社会であってほしいものです。医師の診断書で疾病要件で保育園を利用している母子家庭の母親が「仕事に行くのでないなら家で子どもをみてください」と言われてしまうことが皆さんの自治体では起きていないでしょうか。

わが国では周囲の母性神話圧力が、親族ですら育児を母親に押しつけます。養育能力の低い母親までもが孤立した子育てを余儀なくされます。多くの事例を通して、母親たちがどのように追い込まれていくか、私たちはすでに知っているはずです。

ヒトは共同繁殖の動物である

哺乳類のほとんどは雌のみが子育てをする動物であり、鳥類のほとんどは両親そろって子育てをする動物です。ヒトはそのどちらでもなく、両親以外の多くの個体が子育てに関わる「共同繁殖」の動物であることが生物学者によって知られています（第2回：長谷川、2016）。ヒトの子育ての主体は地域社会です。サルやヤギの子育て行動をもとに母親による養育の重要性を説くことも、ツバメの子育て行動をもとに夫婦で子育てすべきだと説くことも、生物学的には妥当でないのです。核家族化と子育て環境の孤立化は「共同繁殖の破壊」です。

母親たちに母性神話を押しつけてはなりません。子育ての責任を全て親たちに帰するような発想からは、虐待の予防は実現しません。虐待とは親の問題ではなく地域社会（共同繁殖者）の問題であると捉えることが予防への第一歩です。

「このままの私でやっていく」ことを支える保健師活動

子どもの問題行動を改善するために親を訓練するペアレントトレーニングの試みは1960年代の米国で始まり、発達障害の子どもを育てる健康な親には一定の効果があるとされます（第5回）。しかし、親の精神疾患や被虐待歴などに配慮せずに行われる親訓練は虐待のリスクをむしろ増大させます（Azar, 1989; 鷲山、2015, 2019a）。いまのわが国の、親訓練に行政の予算が向けられる風潮の背後に母性神話が作用していないでしょうか。

よい親になるように指導し、訓練し、親を変えていこうとするのではなく、「このままの私でやっていく」（鷲山、2016a）こと、その人にとって無理なくできる子育ての仕方でよいと思えるようになることが子どもの虐待を予防します。

親になるとは親と子どもが地域社会の一員として支えられていくことであり、そのような地域社会づくりを実践していく保健師活動を期待します。

第8回 母子保健の虐待予防における援助関係形成に求められるもの

親との援助関係が虐待を予防する

これまで述べてきたように、親との援助関係を形成し、親たちを援助する地域保健活動が子どもの虐待を予防します。地域社会が親と子どもを支援し、虐待的でない大人からの情緒的なサポートを受け取る体験を子どもに提供することが虐待の次世代への連鎖を防ぎます。

さて、われわれの社会はそのようになっているでしょうか。

援助関係を大切にし、地域支援を導入していくべき事例に、介入論理で関与してはいないでしょうか。親の養育能力を改善しようとする発想にとらわれ、援助の手で子どもの状態を改善し親の負担を軽減することを後回しにしていないでしょうか。それらの結果「援助を拒否する親」を援助者側がつくり出していないでしょうか。

虐待の取り組みの発展過程

虐待の取り組みは、どこの国も同じ発展過程をたどります（小林、2015a)。初めは虐待の存在を無視し続ける時代が長く続きますが、その存在に気づくと、虐待する親から子どもを守るために法を整備します。親への関わりの中で、親も子ども時代に被虐待児だったと分かり援助対象として見直されます。やがて、性的虐待の存在にも気づきます。そして多くの虐待事例への関わりの経験の積み重ねを経て、子どもを親から離すだけでは何も解決せず、予防こそ重要であると理解するようになります。

わが国では、2016年の母子保健法改正で虐待予防が母子保健の仕事であると条文に明記され、虐待を予防する援助が前進していくと期待されました。しかしその後、虐待から子どもを守るために親を「取り締まる」ことを求める風潮が近年強まってきています。

変化をたどるのは社会の側である

もちろん、法整備や制度構築も子どもの虐待防止のために重要です。しかし、その背後にある「ひどい親からかわいそうな子どもを守れ」という社会の声は、親をもっぱら加害者とみなす捉え方です。虐待は取り締まればなくすことができるかのような発想は、地域保健の専門職である保健師が受け入れてよいものではありません（鷲山、2020）。

虐待の存在そのものを否認してきた段階から紆余曲折を経て、予防こそ重要と認識するに至る数十年のプロセスで変化をたどるのは、親たちではなく社会の側です（鷲山、2019c）。子どもの虐待に関与していく援助者側・社会の側の姿勢の問題として捉えることが大切です。今回は、母子保健の虐待予防における援助関係形成の重要性（上野ら、2006）と、援助関係形成において援助者側に求められることについて考えていきます。

精神科治療における「〝治療者―患者〟関係」

「〝治療者―患者〟関係」が主たる治療手段であることは、精神科治療の特徴のひとつです。こころの問題を扱う援助では同様に「援助関係」が重要な援助手段となります。薬物療法の効果ですら精神科治療では「〝治療者―患者〟関係」に大きく関連します。

医師に渡された、精神に作用するという白い粉や円盤状の物体を口から摂取する行為は、話を聴いてくれた医師から言われたことを自分の現実として認め、受け入れるという「〝治療者―患者〟関係」に基づく通過儀礼でもあり、それゆえに「偽薬（プラセボ）」であってもしばしば効くのです。援助関係それ自体も治療だからです。

援助関係形成における援助者側の責任

ある援助が援助対象にもたらす結果は、援助の内容だけでなく「援助関係」が大きく影響します。医師の診察は、診断や治療だけでなく「治療関係形成過程」でもあります。同様に、子どもを虐待してしまう、あるいは養育困難に陥っている親に援助者が関わり、話を聴き、共感し、ねぎらい、育児支援の利用を提案するやりとりもまた「援助関係形成過程」です。この「援助関係形成過程」は援助者側が責任を負っています。子どもを虐待してしまう親との援助関係がなかなかつくれないとき、その困難を乗り越えて援助関係を形成していく責任は援助者側にあります。利用者側にも責任があるという自己責任論に保健師が陥ってはなりません（田板ら、2016）。

関与しながらの観察

援助関係形成における援助者側の責任について最初に明確に論じた、米国の精神科医サリヴァンはこう述べています（Chapman, 1978）。「治療者は、ときおり解釈を下す超然とした冷淡な観察者ではない。彼は、自分が観察している現在進行中の過程における活動的な関与者なのである」「治療者は、初回の面接の最初の瞬間から、言葉や行動や態度によって治療過程の流れに大きな影響を与える」「治療者の態度は、治療者患者間に生起する関係の型に決定的な影響を与える」

出会いの始まりの瞬間から、援助者側の言葉や態度が援助関係に決定的な影響をすでに与えているのです。援助者が入手する所見はその援助関係下での、援助者の関与に対する反応です。〝こころの問題〟を援助者が客観的に観察できるなどという幻想を退けることは、〝こころ〟を扱う援助では基本に属します。

関与しながらの観察とは、援助関係形成に関与しつつ、援助関係形成過程を観察することであり、虐待予防のために望ましい援助関係を援助者側の責任で形成していくことです。そして形成された援助関係を用いて、子どもの虐待を予防します。

虐待予防の保健師活動における援助関係形成

①病識の不十分な精神疾患の親に粘り強く訪問を繰り返し、医療機関への同行受診につなげる。

②DVやアルコール問題、被虐待歴などのハイリスク要因を抱えた妊婦に母子手帳交付から援助関係を形成して、妊娠期からの虐待予防に取り組む。

③養育能力が低下していて支援が必要であるにもかかわらず、その自覚がない親に、新生児訪問から援助関係を形成して養育支援を導入していく。

④一時保育や保育園入所がなければ苦しい、手に負えないと実感していても、さまざまな心理的抵抗からその事実を受け入れることができずにいる母親に時間をかけて寄り添い、育児支援を利用できるように折り合いをつけていくプロセスを援助する。

これらのように、援助が必要な健康問題を抱えているが、援助の必要性を自覚していない、あるいは自覚はあっても援助を求めることを逡巡している親への保健師の関わりが大切です(中板、2007; 鷲山、2016b)。

子どもの虐待に特有の否認と援助拒否

虐待では、否認と援助拒否が多く起きます。事例によっては精神病理としての否認があるかもしれません。また、繰り返される虐待行為には嗜癖(アディクション)の病理としての否認も付随します。しかしこれらの病理よりもむしろ、周囲の関与がしばしば引き起こす次のような否認と援助拒否に注意すべきです。

よい母親 ⟷ 悪い母親
善い子育て ⟷ 悪い子育て
道徳的に正しい援助者 ⟷ 虐待している悪い母親

これは、「善悪」が関連する、悪とされないための否認です。

否認せざるを得ない状況は、子育ての責任を母親に押しつけ養育能力の低さには道徳的非難の目を向ける家族、親族、地域社会の側が作り出していることが少なくありません。援助者もまた援助関係形成が適切でないとしばしば、それに加担してしまいます。そして、悪ではないことを示すための援助拒否（「ちゃんと子育てしているので育児支援は要りません」など）を誘発します。

虐待する親への援助者に求められるもの

子どもの虐待という問題は、援助者側の情緒を強く動揺させます。親への援助では、援助者側の落ち着きが大切です。「善意」はしばしば有害であり、「熱意」は非常に危険です。そして、「正義」はもっと危険です。

虐待事例では本質において、援助は「異端審問」と紙一重です。「審問官たちは彼らの行為が絶対に正当であると確信していたし、自身にも周囲の人々にも心優しい人たちであった。この指導的キリスト教徒たちは魂の救済についての彼らの見解が唯一正しいと完全に確信していた」

と精神科医グッゲンビュールクレイグは述べています（Guggenbühl-Craig, 1978）。審問官たちは自分たちの行為は「救済」であると信じていたのです。

悪として裁かれる恐怖

虐待問題に関わる援助者は、「道徳的に正しい援助者が、虐待という悪をただす」という感覚に陥っていないか常に自身に問いかけなければなりません。

しかし、配慮すべきことはそれにとどまりません。虐待における正義と悪の問題には、その先があります。それは、援助者側が「悪を裁く」意図を持っていようがいまいが

虐待してしまう親の側にとっては「悪として、審問され、懲罰される」と体験される

ことです。ゆえに、警戒し、防衛的になります（中板ら、2016）。

身に覚えのある、虐待してしまう親は、道徳的に非難されるべきとすでに感じていて、恐れているため、普通の質問文が、質問する側の意図にかかわらず、問われる側にとって「審問」となり得ます。親の子どもへの態度について聞くときに、「チャーリーが言うことを聞かないとき叩いたことがありますか？」という「道徳を説くような、懲罰するような、有罪を立証しようとするように見える取り調べのような質問」を親の援助者はすべきでないと精神科

医スティールは述べます（Steele, 1987, 1997b）。「罪状をとがめるような意味合いをまとうどんな直接的な質問も避けるべき」であり、「赤ちゃんが泣くとあなたは怒りますか」ではなく「赤ちゃんの泣き声があまりにひどいとき、もう耐えられないと感じることはありますか」と聞く、そのような配慮が必要です（Steele & pollock, 1968）。

また、児童福祉が親と敵対してでも子どもを守る介入をしようとするとき、親との援助関係を維持する役回りは保健師です。屈辱と恐怖にまみれた姿の親に、横並びで寄り添うことを拒否されない援助関係が大切です。保健師は「裁く者」ではなく「親とともに居る援助者」であると親が感じる援助関係を形成します。

悪とされる恐怖と保育園自粛

筆者が主治医として関わり、疾病要件で保育園入所をしている親たちの多くが、２０２０年春のウイルス感染症の広がりの中で子どもの登園を自粛し、病状悪化や養育困難の危機に陥っていました。自粛すべきという「正義」への同調圧力に、わが国特有の母性神話（子どもは母親が家でみるべきだ）が重なりました。養育能力の低下している親ほど支援を求めることもできず、自粛を直接要請されなくとも通所を自ら控えてしまったのです。本人や家族が恐怖を乗り越えて登園の再開にこぎつける支援を多くの保健師が行ってくれました。家族全体をみて健康課題を把握し援助関係を形成する地域保健の力は、病院で診療する医師には発揮できない領域です。生活の場で援助関係を形成する保健師の専門性を大切にしていってください。

第9回 新型コロナウイルス問題下での虐待予防「取り締まり」か「援助」か

子どもの虐待を予防するためには、親たちを指導ではなく支援する必要があります。親との援助関係を形成し、親と子どもへの地域支援を導入していく母子保健活動が大切です。しかし、いまのわが国では、親を援助することで虐待を予防する取り組みと、その逆に作用し得る「取り締まり」を求める動きとが錯綜しています。

子どもの虐待予防をめぐる地域保健活動の取り組みを振り返りつつ、新型コロナウイルス問題のもとでの、いまのわが国の課題を考えます。

わが国の虐待の取り組みの発展過程と新型コロナウイルス問題

子どもの虐待の取り組みは、どこの国も同じ発展過程をたどります。わが国では１９９０年代に多くの自治体で虐待の存在に気づき、親から子どもを守るための法整備を始めました。虐待問題への取り組みの長い年月の経験を積み重ね、子どもを親から分離・保護するだけでは何も解決せず、予防こそ重要であると認識するようになり、２０１６年の法改正で虐待予防の母子保健の重要性を条文に明記するに至りました。しかし、後述のような虐待死亡事件報道を受けて、親を「取り締まる」ことを求める風潮が、一方では生じてきました。

今回の新型コロナウイルス問題との遭遇により、子どもの虐待へのわが国の取り組みがどのような影響を受けているか、虐待を予防する母子保健活動の現状を、私たちはいま、立ち止まって考えなければなりません。

欧米諸国に約30年遅れて子どもの虐待問題に取り組み始めたわが国は、他国の経過に学ぶことができます。わが国の取り組みの発展過程がどのような段階にあるのかを、まずは考えます。

米国の虐待防止の取り組みの歴史

米国では１９６０年代に、子どもの虐待問題への取り組みがケンプらによって始まりました（Kempe et al., 1962）。１９７０年代には一部の地域で、医療職らによる虐待予防の地域活動が前進しました（第３回）。しかし、１９８０年代に多くの人々が子どもの虐待に関心を持つようになる中で、虐待を予防する援助が停滞し（Helfer, 1987）、親を懲罰する取り締まりに軸足が移っていきました。

１９９０年には、子どもの虐待とネグレクトに関する全米諮問委員会報告（U.S. Advisory Board on Child Abuse and Neglect, 1990）が出され、次のような厳しい自己批判を行っています。米国に約30年遅れで虐待への取り組みの過程をたどっているわが国がいま、教訓として学ぶべき内容でしょう（鷲山、2020）。

◎１９９０年の全米諮問委員会報告

・米国における子どもの虐待とネグレクトはいまや国家的緊急事態にある
・虐待対応システムは加害者を懲らしめたいという願望が優先され、子どものニードへの焦点が欠けている
・通告への応答という言外に懲罰を意味するプロセスに依存している
・法的な調査に膨大な財源を要する
・自ら進んで援助を求めてきた家族を助ける設計がされていない
・かつてあった保健師による支援のネットワークは消滅してしまった
・地域社会を基礎とした、予防し、仲間として受けいれ、治療していけるプランを新たに築かなければならない

虐待死亡事件報道の施策への影響

米国で子どもの虐待予防の取り組みが停滞し、取り締まりに施策が偏っていった背景には、虐待死亡事件の報道のされ方の影響もあったことが指摘されています。

小児科医クルーグマンは、「メディアはセンセーショナルな事件や虐待対応システムの悲劇的な失策ばかりを報道するのではなく、虐待という問題の複雑さを人々に納得させる大切な役割を担っている」「子どもの虐待とは、手っ取り早い解決策が役に立つような単純な問題ではない」と述べています（Krugman, 1997）。また、小児科医バーグマン（Bergman,

2010）は、「児童福祉の政策は、いつも決まって、露出度の高い子どもの死亡例に導かれる。加害者を指さして非難する、胸に青リボンをつけた最高級の委員たちが参画した新たな政策が影響力を保持し、そしてまた次の子殺しが起きる」としています（鷲山、2019a）。わが国でも２０１８年以来、東京都目黒区や千葉県野田市の虐待死亡事件報道で、虐待防止の施策への同様の影響が生じています。

子どもの虐待へのわが国の取り組みは、数年来の事件報道の示す世論の動きと、１９９０年代から20年来の経験に基づく２０１６年母子保健法改正の予防的地域活動との間で揺れ動いていました。「取り締まり」か「援助」か、施策が錯綜する中で、新型コロナウイルス問題に遭遇したのです。

孤立を深める要支援家庭

新型コロナウイルス問題は、子どもの虐待予防を危機に陥れました。

２０２０年3月からの全国一斉休校の方針が政府から示され、さらにその後緊急事態宣言が出される過程で、保育園や学童保育が〝医療従事者の子ども以外は〟預けられなくなるかのような情報が人々の間に発信され、登園自粛が広がりました。筆者の診療所でも、ほぼ治りかけの健康度の高い患者を例外として、医師と保健師の援助方針で子どもを保育園や学童保育に通わせていた事例がことごとく登園自粛に陥っていました。主治医の診断書・意見書に基づく「疾病要件による登園」が突如、事実上の考慮外となったのです。さまざまな事情で養育能力の低下している家庭の親と子どもが、必要な支援を突然利用できなくなり、養育困難が急激に悪化していました。家族を保健師が説得し、あるいは、保育園に保健師が直接連絡をとり、登園自粛をしなくてよいと親子が理解して登園が再開されるための援助が必要でした。養育能力の低下している家庭を登園自粛に追い込むことへの、わが国の大人たちの躊躇のなさの背後には、「子育てはそもそも、家で母親がすべきものだ」という根強い母性神話（第7回）が感じられます。母親たちに子育てを押しつけることが、まるで「正義」であるかのように当然視されました。

筆者は、要保護児童対策地域協議会代表者会議委員を務める自治体に以下の2項目を申し入れ、関係機関に周知しました。

Ⅰ　要保護児童、要支援児童、医師の診断書・意見書によって入所している児童等の保育園・学童保育への通所について安易に自粛を要請しないこと。やむを得ず自粛を求める場合は通所にかかわる養育支援を導入すること

Ⅱ　養育能力の低下している家庭は支援を求める能力も低い場合があり、自粛を直接要請されなくとも通所を自ら控えてしまう場合があることに留意し配慮すること

また、同様の内容で、筆者が評議員を務める社会福祉法人子どもの虐待防止センターより国および都への要望書が２０２０年４月17日付で提出されました（子どもの虐待防止センター、2020）が、自治体によってはこのような配慮が十分にはなされず、多くの要支援家庭が支援を受けられない状態に陥りました。

「見守り」という名の監視になっていないか？

新型コロナウイルス問題のもとで、子どもの生活状況が地域社会から見えにくくなることへの危惧が生じます。しかし、予防的援助の必要性を人々が十分に理解しているとは言い難い中で、子どもが虐待されていないか「見守り」という名の監視となる発想に偏りかねません。援助の必要な親たちの子育ての危うさを「問題視」し、支援ではなく指導や監視の姿勢で地域社会や援助職が関わることは、問題を抱えた親たちを萎縮させ、さらなる孤立へと追い込みます。養育能力に問題のある親たちへのこのような関与は、結果として虐待を実際に引き起こしてしまう「自己的中予言」(Kaufman & Zigler, 1987; 第6回）となりかねないものです。虐待を予防するためには、親たちを

関係者・援助者・地域社会が「指導ではなく支援」

していかなければなりません。

社会の危機と子どもの虐待予防

米国でリーマンショック期の大不況時に虐待による子どもの頭部外傷がほぼ倍増した地域があることが複数の研究で示されています（Drake & Jonson-Reid, 2014)。また、小児科医ヘルファら(Helfer & Krugman, 1997）は統計学的に明白な結論として「どの民族であっても、

幼い子どもを抱えた、配偶者のいない、貧しい母親が、もっとも虐待に陥りやすい」としています（鷲山、2019a）。

このように虐待の発生に社会的要因が強く関連することは明らかです。リスクを抱えた子育て家族が、新型コロナウイルス問題で自宅内に孤立し、本来必要な地域支援を利用できず、援助関係形成も困難になっていく社会状況のもとでは、虐待が生じる可能性が高まります。

わが国では、毎年100人近くの子どもが虐待や無理心中によって死亡しています。子どもの死亡原因の検証が徹底されていないため、実際の件数はこの数倍にのぼる可能性がありま す。ウイルス感染症の広がりを防ぐ公衆衛生活動はもちろん重要です。しかし、子どもの健康問題において感染症は重要な課題ですが、問題の全てではなく一部です。感染予防のみに目を奪われることは地域保健活動としてのバランスを欠きます。ウイルス感染それ自体よりも、感染拡大を防ぐための社会的施策が子どもに危険をもたらしている可能性を、保健師は念頭に置く必要があるでしょう。

英国の施策とわが国との対比

英国の1980年代は、米国と同様の懲罰的な虐待対応制度でしたが、その後、予防的支援への政策転換がされていきました。1989年に新たな児童法が制定され、「援助の必要な子ども」という概念が導入されました。虐待の取り締まりから親とのパートナーシップ重視への転換です。1999年には政府ガイドラインが書き直され、さらに家族支援が強化されます（Department of Health, Home Office, Department for Education and Employment, 1999）。

新型コロナウイルスまん延下での英国の施策では、ソーシャルワーカーの関わっている子どもたちは学校や保育園に行けるように支援されています。ソーシャルワーカーや学校は、脆弱な子ども（vulnerable children：わが国の要支援児童に相当する）の親と協働し、子どもが学校に通えるように親を援助します（NSPCC, 2020; 小橋孝介, 2020）。しかし、このような施策が行われていることはわが国でほとんど報道されず、医療職など新型コロナウイルス問題のもとでも労働を継続すべき親の子どもだけが登園・登校すべきと理解され、要支援家庭の親と子どもが家庭内で孤立するに至ってしまいました。〝こういうときくらい子どもは家庭で母親がみろ〟とばかりに社会による子育て機能が停止したのです。

母子保健活動と新型コロナウイルス問題

新生児訪問、４か月健診などの母子保健活動の基本は、新型コロナウイルス問題のもとで皆さんの自治体ではどのような状況にあるでしょうか。その活動を停止することが子どもたちの健康の観点から適切でしょうか。再開すべき活動は再開されているでしょうか。子育て家庭の親と子どもを守る母子保健活動の意義を再確認する機会としてください。

第10回　子どもの虐待予防と母子・精神保健

母子保健と精神保健

「母子保健」という言葉には、母（妊産婦）の健康、子どもの健康、母子関係の健康を守るという意味合いが含まれます。「子保健」ではありません。乳幼児健診などの母子保健活動では、子どもの所見をとることばかりに終始せず、妊産婦や母親の健康状態を把握しなければなりません。生物学的健康だけでなく、心理社会的な状況の把握が大切です。母子保健の援助には、「母」との援助関係形成に加えて、精神保健の知識と技術が求められます。今回は、精神保健の分野における保健師の役割を踏まえつつ、母子保健の虐待予防についてあらためて考えます。

親を指導するのではなく生活を援助する

筆者の地域保健行政との関わりは、１９９０年代前半からの精神保健相談業務に遡ります。虐待を予防するための親支援で最も重要なのは、育児負担や生活ストレスを軽減する援助です。「保健指導」という言葉にとらわれず「指導ではなく支援」していく姿勢が保健師には求められます。生活を援助する精神保健の発想（第7回）が大切です。

地域保健活動と生活臨床

わが国の地域保健は、敗戦直後の時期にはまず、子どもを低栄養や感染症から守る公衆衛生活動を展開しました。次いで、子どもの先天性疾患などの早期発見、早期治療の取り組みが始まる一方で、統合失調症などの精神疾患を治療につなげる精神保健活動が1960年代より保健師の役割として浮上しました。間もなく、単に医療につなぐだけでは再発入退院を繰り返し予後が安定しないことが分かり、精神保健では地域生活の中で息の長い援助関係を形成して「生活者」として支える援助が大切であると理解されていきました。これが、今回述べる「生活臨床」という考え方です。

生活臨床とは、診察室や面接室での所見にとらわれず生活場面での見立てと援助を重視する考え方です（江熊、1974）。地域精神保健の生活臨床は、わが国で1960年代より精神科医と保健師の協働によって展開されます。統合失調症の精神保健の取り組みの中で生み出されていった生活臨床の援助方法には、保健師の地域保健活動の基本が含まれています。生活臨床では、

症状の有無よりも、社会生活適応を重視する　長期予後の改善を常に非常に重視する

という考え方に立ちます（伊勢田ら、2012）。

長期予後を改善する

半年や1、2年を長期予後とは言いません。生活臨床が行った統合失調症患者140名についての長期予後研究では、発病当初は変動性に経過しますが、時間とともに予後良好と予後不良の定常化が進行し、20年予後では「自立安定」「変動中間」「入院固定」が各々約3分の1となりました（宮ら、1984）。全て予後不良となるなら予防的関与は徒労かもしれず、結局予後良好となるなら放置でもよいかもしれません。各3分の1であるとは、関わることが大切ということです。訪問などの地域生活援助を早期から行うことが精神疾患の長期予後の改善に重要です。「生活史、現症、長期予後」という時間軸で、予防医学的に考えます。

第6回で述べたエグランドらによる虐待の世代間連鎖の長期予後研究では、次世代で子どもへの重度の虐待が生じるのが約3分の1、重度ではないが養育困難が生じるのが約3分の1、問題なく子どもの養育ができるのが残りの約3分の1でした（Egeland, 1988）。虐待ハイリスク事例の援助でも精神保健と同様に、長期予後を改善する援助が大切です。

統合失調症の援助と虐待する親の援助の共通点

「統合失調症の援助」と「虐待する親の援助」には、共通点があります。

第一に、（〝近所の人が自分の行動を批評する〟など）症状は生活の場で周囲の「他者とのあいだ」に生じます。診察室や面接室の中で患者と1対1の関係では、その症状を振り返ることはできても直接観察することはできません。生活の場で実際に起きていることそのものは、生活の場でしか分かりません。訪問が非常に重要となります。

第二に、悪化は偶然の闇の力で突然に生じたりはしません。背景に必ず生活ストレスの問題があります。援助関係を形成し生活ストレスを軽減する働きかけが予防であり治療となります。

第三に、健康問題であるにもかかわらず周囲からの強い陰性感情を浴びます。統合失調症は差別偏見による排除と隔離の歴史、虐待する親は道徳的非難です。〝問題を知られたら何をされるか分からない恐怖〟は周囲の人々の「差別偏見」や「正義」に火がつけば現実の恐怖です。妄想ではなく当然の心理として、他者に対して萎縮し警戒的になります。「統合失調症」と「虐待」は、援助を必要とする健康問題で援助拒否が誘発されやすい代表格といえるでしょう。このため、援助者側の援助関係形成の努力が非常に重要になります。

これらの共通点のため、精神保健の生活臨床で培われる保健師の知識と技術は、虐待予防の母子保健活動における親への援助にそのまま応用できます。虐待予防の保健活動とは「母子・精神保健」であると言ってもよいでしょう。

生活臨床の援助方法

まず、訪問などで定期的に会い、日ごろの暮らしの中で、何を大切にしたい人なのか、その人の「指向する課題（生活特徴）」を知ります（伊勢田ら、2012）。大切にしたいものは、異性との関係や絆であったり、お金であったり、世の中に認められる立つ瀬（プライド）であったり、身体の健康であったり、人それぞれです。生活特徴は、面接場面で何を語ったかではなく、どのような出来事があって、どのように反応したのか、具体的な生活行動から把握します（中沢，2006）。生活の中で課題が少しでも達成される方向へ、保健師は援助をします。助言だけでなく、寄り添い一緒に行動することが効果的です。言い換えれば、〝こころが安定する生活づくり〟です。精神症状が改善することで生活が安定するのではなくむしろ、「生活が安定することで精神症状が改善」すると考えます。虐待予防に当てはめれば、「生活が安定することで虐待やネグレクトが改善」します。若年出産の妊産婦であれば、「よい母」になることよりもむしろ、まず母親自身が生活者として成長し、母親自身の人生の健康度が改善・安定することが重要であると考えるのが生活臨床の援助です。その結果として虐待やネグレクトの長期予後が改善するのです。

生活破綻の危機には、十分な援助関係が形成されていれば、具体的・断定的な、繰り返し、タイムリーな、余計なことは言わない働きかけも効果的です（伊勢田ら，2012）。

子どもの虐待事例の見立ての手がかり

精神保健の観点は、虐待事例の見立てとしても大切です。小児科医学の分野では虐待による子どもの被害所見が重視されますが、虐待予防の地域保健活動では、親の状況を把握し理解することが重要です。手がかりとして、次の順序で考えるとよいでしょう。

①親の精神疾患
②子どもの障害
③親や家族内の嗜癖問題
④両親間のＤＶ

多くの虐待事例で①から④のいずれか（あるいは複数）が合併しています。これらが存在しないときに初めて、子どもの虐待を単独の問題として捉えます（鷲山、2004a）。

①親の精神疾患……養育する親の精神疾患（うつ病、統合失調症など）が問題である場合、症状のためにネグレクトが生じます。生活臨床を踏まえた援助と、育児負担を軽減する具体的支援が大切です。

〝親が病気なのだから親を治療すればいい〟という発想はしばしば誤りです。「病気だから治療」が問題解決に直結するのは短期治癒する疾病だけであり、その場合であっても「治療＋支援」です。精神疾患の親への援助は「治療もするが支援」であり、疾病や障害による生活能力低下を補う支援に加えて、子どもを養育する能力の低下を補う支援が必要です。

また、精神疾患では、親（子どもの祖父母）からの否定的なあるいは濃すぎる感情表出は服薬中断と並ぶ予後悪化因子であることが知られています（Glen, 2014）。祖父母が支援者として登場することが子どもの安全につながるとばかりは言えません。

②子どもの障害……受け入れがたい子どもの障害を抱える親による虐待リスクは広く知られています（Giardino, 2014）。発達障害児の親に対する援助の重要性は近年強調されていいます

が、さまざまな種類の子どもの障害が虐待やネグレクトにつながる可能性があります。

・子どもに障害がある、という事実の受け入れ難さ
・障害が容易には解決しないことの認め難さ
・障害児の養育や介護をめぐってのしかかる、過大な負担を引き受けることを当然視する
　わが国特有の「母性神話」
・社会に根強く存在する偏見と差別
・子どもの成長とともにしばしば増していく新たな問題
・それらをずっと抱えて耐えていかなければならない不条理

これらの困難に寄り添い共感し、親の負担を軽減する援助が大切です。障害児を抱えた親同士の相互援助も支えになります。子どもの障害だから子どもに医療と障害児福祉、という発想だけでは虐待やネグレクトの合併を防げません。

③家族内の嗜癖問題……家族内にアルコール依存などの嗜癖（アディクション）問題があれば、第2回で述べた家族機能不全として捉えます。単身のアルコール依存者の場合とは異なり、援助を親が拒否しない援助関係をまず形成し、嗜癖行動が止まっていなくとも子どもに届く支援を入れます。

④親の配偶者間暴力（DV）……嗜癖問題としばしば合併します。子どもがいるＤＶ事例をＤＶ相談の担当者任せにしてはいけません。ＤＶに合併した虐待やネグレクトによる子どもの医学的問題を小児科医療だけに任せてもいけません。ＤＶ環境下の母に脱出の意思がない

場合でも、援助を拒否されない援助関係を母親との間で形成し、母親と子どもの双方にとって信頼に値する大人として保健師は関与していきます。

親の側の精神保健上の問題として捉え、家族機能不全として「指導ではなく支援」します。精神保健や家族支援の観点から保健師の見立てを関係者に伝え援助方針を討議することが子どもの虐待死亡を防ぐためにも必要であることは、次回にあらためて述べます。

【虐待の背景となるその他の問題】

母性神話にとらわれた育児は養育困難の背景に広く存在します。育児支援を利用してよい、と思える方向に援助することで事態が改善します。第５回で述べたグループ支援も有効です。ＥＰＤＳ（吉田ら、2005）が高値の場合、「うつ」として医療につなぐかどうかは、病人として休息をとらせた方がよいかどうかで判断します（鈴宮ら、2008）。

第６回で述べた世代間連鎖の視点や若年出産や貧困などの心理社会的問題も大切です。

親になることを支える保健師活動

疾病や障害や家族機能不全などの影響により子どもの養育に問題を抱える親たちはいまも、将来も必ずいます。親と子どもを支える地域社会が築かれていかなければなりません。

第11回 子どもの虐待死亡を防ぐ保健師活動

死亡事件報道と虐待防止施策

子どもの虐待死亡事件の報道では、児童福祉の虐待対応システムに批判が集中しがちです。「子どもが傷ついているのになぜ児童相談所は放置したのか」「あのときすぐに子どもを親から分離すべきだった」「もっと厳しく親を指導監視すべきだった」「なんでこんな親の元に子どもを返したのか」

虐待死亡事件をめぐるセンセーショナルな報道のたびに、児童福祉行政の失策ばかりの指摘、加害者とされた親への非難が沸き上がります。親を裁く法廷の描写が流布され、重い判決に世の人々が溜飲を下げます。しかし、このような報道に引きずられた児童福祉政策は、子どもを守ることにも虐待を減らすことにもつながりません。米国の虐待防止の歴史で1990年代に、親への取り締まりに偏る施策への自己批判の議論がなされたことは、第9回で紹介したとおりです。欧米諸国に約30年遅れで虐待問題に取り組むわが国は、そのような偏りに陥っていないか立ち止まって考えるべき時期にあります（鷲山、2019c）。

虐待死亡事例検証と母子保健

筆者は1990年代より子どもの虐待に保健師と共に関わり、さまざまな自治体等の死亡事例検討の論議の場に参加してきました（鷲山、2010）。多くの死亡事例検証報告書に目を通す機会もありました。

死亡事例検証報告書では、その事例に固有の具体的な経過の検証が重視されるため、死亡に至る直前の関係機関の関わりについての記述に力点が置かれる傾向になります（川﨑ら、2014）。何月何日のこの情報が児童相談所に直ちに伝えられるべきであった、児童相談所は躊躇なく親子分離をすべきだった等々です。自治体の行う死亡事例検証で経過の詳細な点検がなされることにはもちろん大きな意義があります。生じている虐待への速やかな対応が児童福祉の大切な役割であることはいうまでもありません。しかし、その事例が死亡事故に至るよりもずっと前から、年余にわたり重い虐待ハイリスク因子を抱えていたことや、母子保健の援助によって虐待の深刻化を予防する機会があった可能性（川﨑、2020）の振り返りは、不十分なことが少なくありません。

「虐待は児童福祉」という先入観

「虐待は児童福祉の問題」「虐待は要対協（要保護児童対策地域協議会）に任せればよい」という発想が母子保健の虐待予防に一部自治体で停滞をもたらしたことは、第1回で述べました。母子保健は要保護児童対策地域協議会の主要な構成機関であり、虐待予防が母子保健の仕事であることは２０１６年の母子保健法改正で条文に明記されています。

保健師が死亡事例検証報告から学ぶには、「虐待は児童福祉」という先入観が自分の頭に残っていないか自問自答しながら読むことが大切です。

今回は、近年の死亡事例検証報告から、保健福祉行政が関与しながら虐待死亡を防げなかった札幌の事例、わが国の施策に大きく影響を与えた目黒および野田の事例を、公開されている内容をもとに地域保健が何をなし得たかの観点から考えてみます。経過の詳細を知りたい方は、自治体が公開している検証報告書（札幌市子ども・子育て会議児童福祉部会、2020;香川県子ども政策推進局子ども家庭課、2018;東京都児童福祉審議会、2018;千葉県社会福祉審議会、2019）および日本子ども虐待医学会が公表している報告書（一般社団法人日本子ども虐待医学会、2020）を参照してください。なお、今回述べる事例はことごとく若年出産であり、中でも札幌と目黒の事例は初産10代であること、3事例ともＤＶ問題を合併していること、札幌の事例は未婚であり、目黒と野田の事例は配偶関係の不安定を抱えていたことに気づいておきましょう。

札幌の事例（17歳妊婦）

母は15歳のときに児童相談所での相談・支援経験がありました。その後、17歳で妊娠し、保健師が母子手帳を交付し、経済的不安、情緒不安定、若年未婚妊娠であることからハイリスク妊婦として支援を開始しますが、交際相手からの暴力により人工妊娠中絶をせざるを得なくなります。この時点で、中絶により妊婦でなくなったため母子保健担当による支援が終結となりました。

皆さんの自治体で同様の経過の事例はどうなるでしょうか。妊婦ではなくなりましたが明らかな「17歳の要支援児童」です。自立に至る切れ目のない支援は18歳に到達したから中止されるものではないと２０１６年の法改正で示されてもいます。また、地域保健の地区担当制が明確な自治体ならば、この事例の心理社会的問題を踏まえて近い将来の次の妊娠に備えて援助関係を維持しておく必要があるでしょう。ＤＶ被害事例では援助関係を通して援助を求める能力や自分の人生を大切にする能力が向上しないと、多くの女性がＤＶ被害を繰り返します（第２回）。

この事例は18歳で同じ交際相手との妊娠に至ります。市内転居による担当保健師変更、４か月健診で体重５・５kg、１歳６か月健診で体重６・75kg（－４・１ＳＤ）で経過観察指示も来所なく２歳で死亡に至ります。経過の中で福祉の生活支援担当や認可外保育施設が母と接触していますが、虐待の重症化の的確な把握につながりませんでした。

１歳６か月健診の医学的に重大な低体重の経過確認がなされていないことや死亡前月の泣き声通告での警察や児童相談所の対応が批判されています。これらの子どもの所見に基づく介入ももちろん重要ですが、母子保健の視点からは初回妊娠中絶までに把握されている「17歳妊婦、被虐待歴、ＤＶ被害」という母の虐待ハイリスク因子の重さについて、母子保健の見立てが関係機関へ十分に発信されて届いていなかったことが悔やまれます。

目黒の事例（初産19歳）

母は19歳で他県で本児を出産しました。出生後の母子関係は良好とのことにて母子保健のフォローは終了していました。加害者となった養父と本児が3歳のときに同居が開始され、翌年異父弟が生まれている母子保健対象の家族です。本児が4歳で児童相談所が2度にわたる一時保護と養父の送検不起訴、一時保護解除を経て、本児5歳で養父のみがまず転居します。児童福祉司指導解除を経て、母と本児、異父弟があとから転居し、数か月後に転居先で死亡に至りました。

転居前の管轄児童相談所の一時保護解除と転居前後の児童相談所間の申し送りのあり方に大きな批判が生じました。児童福祉部門の虐待対応の課題ももちろんあるでしょう。しかし、本連載の役割は母子保健の虐待予防の視点で考えることです。母子保健から転居先保健機関へは本児の発達状況や虐待ケースとしての取り扱いがあることについて情報提供を行ったものの、「虐待やDVの視点を踏まえた援助の必要性等の詳細については、児童福祉担当者間で引き継ぎが行われる旨を伝えるにとどまって（検証報告書）」いました。情報提供を受けた側も、「虐待ケースについては（児童福祉が主担当であるとの認識のもと）、保健機関として本ケースに関わるために必要な情報の確認を行っていなかった（検証報告書）」とのことです。

養父が先に転居して母子のみとなった期間は、母との援助関係を深く形成し母子をDV環境から脱出させる支援（第2回）を強力に行うチャンスでした。母子が受診した医療機関は父の不在で児の状態と母子関係が改善したことを把握し、父の元への転居後の危惧を児童福祉に伝えたものの、行政で十分に共有できなかった可能性が指摘されています。初産10代で虐待とＤＶのリスクという母子保健の見立ての事前の発信があれば結果は違ったかもしれません。

野田の事例（初産22歳未満）

本児の出産の翌年にＤＶから母が実家へと脱出して別居離婚となっていた事例です。事件の前年に再入籍しＤＶ関係に再び陥り、本児が10歳で死亡に至りました。本児死亡時に次女が1歳であり、母子保健の対象家族です。本児が学校で助けを求めており、学校の対応に批判が集まりました。しかし、若年初産のＤＶ被害というリスク因子が行政側の認識に浸透していないことが前記2例と共通しています。

親への援助による虐待予防

本連載で述べてきた虐待予防の観点から、以上の3例とも、援助の必要な母であると考えます。虐待が重症化してから親を取り締まるのではなく、親を「指導ではなく支援」する予防、精神保健、家族機能不全の視点が求められます。援助関係を形成し健康問題として支援する保健師の専門性を活用することができます。

米国のヘルファらは、「どの民族であっても、幼い子どもを抱えた、配偶者のいない、貧しい母親が、もっとも虐待に陥りやすい」と述べています（第9回）。若年出産の妊産婦であれば、「よい母」になることよりもむしろ、まず母親自身が生活者として成長し、母親自身の人生の健康度が改善・安定することが重要です。ＤＶ環境下の母子がその関係から抜け出すには、まず母との援助関係を形成しなければなりません（第2回、第10回）。

家族機能不全と世代間連鎖の視点

第6回で述べたように、「家族機能不全」が世代間伝達するという視点も大切です。ＤＶと虐待の世代間伝達については、子ども時代の被虐待およびＤＶ目撃と大人になってからのＤＶ被害に強い相関があることが分かっています。被虐待環境で育った人は長じてＤＶ被害に遭いやすく、ＤＶ被害はさらに次世代のＤＶ被害を生じやすくします。被虐待やＤＶ環境で育った子どもたちは、〝自分はどうでもいい存在〟であり、ふさわしい異性など得られるはずもないと確信（Helfer, 1980）するようになるためです。保健師の継続的な関わりを通して、自分の人生には大切にする価値があると思えるようになることがＤＶ関係を終わりにする力につながります（鷲山、2019a）。

予防医学の視点と母子保健

米国のオールズらによる地域保健・母子保健の看護職の訪問研究では、10代、未婚、低所得などのハイリスク初産妊婦で生活の長期的な安定、失業や事故や逮捕の減少、次の妊娠までの期間の延長、虐待やネグレクトの減少、訪問終了2年後のDV被害の半減などが示されました。また、大阪の母子保健の取り組みでは虐待死亡が4分の1に減少したと報告されています（第3回）。

母子保健から妊産婦への直接の援助に加えて、保健師が関係機関に働きかけ、つなぐだけではなく機能するネットワークを形成（鷲山、2017a）することによる虐待予防が大切です。

児童福祉に配置される保健師の役割

今回は、虐待を予防する母子保健の見立てを関係者に伝えていくことの重要性を、死亡事例検証を踏まえて述べました。おわりに、児童福祉部門における保健師に期待される役割について述べておきます。

子どもを虐待から護るには児童福祉の虐待対応も母子保健の虐待予防も、どちらも大切です。近年、児童相談所などの児童福祉分野に保健師が配置されるようになってきています。児童福祉司と同じ業務をするためではありません。新人保健師を配置してもいけません。保健師の実務経験と専門性に基づく事例の見立てや援助方針の考え方を発信していくことが大切です（「児童相談所の保健師のあり方に関する研究」班、2021）。児童福祉の仕事への保健師の理解を深めつつ、児童福祉の専門職に保健師の仕事を伝えていくことが、今後のより一層の連携につながるでしょう。

第12回 虐待予防の「いま」と「これから」

「虐待を予防する」とは、何をすることなのか

子どもの虐待を予防するために、私たちは何をすべきでしょうか。母子保健の役割は何でしょうか。最終回では本連載で述べてきたことを概観しつつ、援助関係形成の問題、社会の側の問題、援助者側の問題などをあらためて考えます。

虐待を予防する援助関係

子どもの虐待における母子保健の役割は、虐待対応よりも虐待予防です。児童福祉や小児科医療の虐待対応では、子どもの被害所見の有無を調べることにしばしば力点が置かれます。しかし、養育に困難を抱えている母親にとって〝子どもを虐待していないか疑われ点検された〟という体験は、援助拒否につながりかねないものです。支援を要する母子に必要な援助を提供していける援助関係が母子保健では重要です。「虐待を見落とさない」という観点ももちろん大切ですが、保健師が「監視」や「取り調べ」のような態度に陥って親との援助関係を犠牲にすることはあってはなりません。

虐待を「親の問題」と捉える誤り

親との援助関係形成の失敗の多くがこの誤りに起因して生じます。子どもの虐待は、家族内のみならず地域社会のさまざまな要因の複合によって生じます。その背景には、子育て中の当事者ではない大人たちから親と子どもへの心理社会的な圧力が作用しています。私たちは、新型コロナウイルス問題をきっかけにその圧力の根深さをあらためて目の当たりにしました（第9回）。

子どもの虐待を親の問題に矮小化して捉えるべきでありません

第10回で述べた「見立ての手がかり」は、虐待が生じた家族に精神保健上の問題などの課題がある場合の、家族への支援のための知識と技法です。家族内に疾病がある場合、その疾病をめぐって生じる養育困難や家族内力動に目を向けることはもちろん大切です。しかし、「子どもの虐待は親の精神科的問題で生じる」と捉えるべきではありません。被虐待歴が虐待を引き起こすのでもありません。疾病や障害や被虐待歴などのリスクを抱える人に周囲の社会が支援を怠ったとき、虐待が生じるのです（第6回）。虐待という問題の社会的背景を軽視すると、援助方針を誤ったり、虐待の存在を見逃したりすることにつながります。

子どもの虐待の背景にある諸問題と母性神話

2014年にコービンとクルーグマンが編集した論文集「子ども虐待ハンドブック」(Korbin & Krugman, 2014) は「虐待が生じる背景」の章で、世代間伝達、貧困、人種差、子どもの障害、配偶者間暴力の5つを挙げています(鷲山、2019b)。貧困も、子どもの障害も、配偶者間暴力も、周囲の支援がなければ親自身の努力だけではどうにもならず、地域社会の役割が問われます。人種差は米国に特有な社会的問題の反映でしょう。これらの家族内問題や社会的要因は、虐待事例の背景としてももちろん重要です。

さらに、わが国の子ども虐待の背景には、もうひとつの重大な社会的因子があります。私たちの社会に根強く存在する「母性神話」です。今回は、この母性神話を、いくつかの問題に整理して理解しておきましょう。一般の人々の意識の問題、地域社会とその社会制度の問題、そして、援助者側の問題です。

わが国の社会の一般の人々の意識の問題

第7回で詳しく述べたとおり、わが国には本来、地域共同体で大人たちが子どもたちを育ててきた共同の営みの子育て文化がありました。母親が子育ての全てを担うことを当然視する「母性神話」は戦後から高度成長期に形成され強化され、「昔からそうしてきた」とわが国の一般の人々が思い込むまでになりました。この母性神話は、養育能力にリスクを抱える母親たちに孤立した子育てを余儀なくさせます。

母性神話が母親たちを追いつめる

母性神話の圧力を受けて、わが国では地域社会が、そして親族すらも、子育ての責任を母親たちに押しつけ、子どもを抱えて孤立する状況に追い込み、母子関係をより深刻な困難の淵へと追いつめます。〝私たちが責任を持って育てます〞と行政に宣言して母子分離や保育などの養育支援を拒否した祖父母や父親が、疾病や障害のために養育能力が低下している母親に実は子育てを押しつけます。援助を切望していた母親が一層の孤立に追い込まれ、その結果深刻な虐待が生じて母親だけが非難を浴びることがいかに多いか、数多くの事例を通じて筆者は痛感しています。

母性神話に汚染された社会制度

このような圧力を背景に、わが国では母親たちに子育ての責任を一方的に負わせ、援助を求めることを困難にする社会制度がまん延しています。わが国には、望まない妊娠に対応する欧州大陸諸国のような匿名出産制度すらありません。子どもを育てる環境も余力もないと自覚する妊産婦が医療者や行政に子どもを委ねる選択肢を「育児放棄」と非難して封じます。米国では新生児の安全な放棄を救急病院などが受け付ける法整備が各州で行われ、ドイツには妊婦の匿名性を十分な期間保証して子どもの出自を知る権利とのバランスをとり、妊娠中からの相談や医療体制を提供する秘密出産法（内密出産法）がありますが（鈴木、2014）が、わが国の「こうのとりのゆりかご」（田尻、2010）は熊本の1病院の活動から広がっていきません（鷲山、2016a）。

近年のわが国で整備されている育児支援の多くは、母親の労働か医師診断書、児童福祉行政の介入などに要件が限られ、子育てに困難を感じる母親たちが自ら援助を求める制度設計になっていません。育児の責任を母親たちに押しつけることを一般の人々が疑問視しないわが国の実態が新型コロナウイルス問題であらためて露呈していることも、第9回で述べたとおりです。

援助者側の問題

そして、私たちが自覚すべき最も大切なことは、援助者側の問題です。自身が母性神話に汚染されていないか、日々、自問自答し、内省する習慣が大切です。この習慣をよほどしっかりと身につけていないと、母親たちを追いつめるわが国の社会状況に、母子保健の援助者すらも、しばしば加担しかねません。「ネグレクト」というとき、ネグレクトしているのは母親であると暗黙の内に私たちは想定していないでしょうか。子どもにとって安全な環境に母親が子どもを置いていくことはネグレクトではありません。親たちの養育能力が低かったとしても、地域社会が適切な支援を行っていれば子どもにとってネグレクト環境ではありません。

ネグレクトの本質とは「社会によるネグレクト」です

ネグレクトを「母親によるネグレクト」と捉える時点で私たちは無意識に育児の責任を母親に押しつけています。

米国と英国の1980年代における虐待予防の停滞

米国では、1960年代に虐待の存在を明らかにしたケンプらが1970年代に周産期からの医療と地域保健の連携（第3回）で成果をあげ、虐待は予防できるという期待が示されます。英国では、リンチらが出産病院での取り組みで、母の初産10代や情緒的障害、貧困、未熟児出産、養育を懸念する看護記録などがリスクであることを見出します（Lynch, 1977）。

しかし、虐待の取り組みの始まりから20年ほど経過して1980年代になると、米国では急増する通告への調査に追われるようになり（Melton, 2005）、支援のための財源を確保できず虐待予防は停滞し、母子保健が衰退に向かいます（Krugman, 1997）。英国では、虐待は予防できないと主張する研究までも生じます（Lealman et al., 1983）。1980年代の米英では、親への援助よりも懲罰に軸足が移ってしまったのです（鷲山、2019a）。

この停滞への反省は80年代末から生じます。英国では1989年児童法で「援助の必要な子ども（チルドレン・イン・ニード）」と親への予防的支援重視へと政策転換が始まります（鷲山、2020）。米国では1990年の全米諮問委員会報告で親への懲罰が優先される制度への自己批判がなされ（第9回）、支援のための情報提供方法の必要性が論議されるようになっていきます。

死亡事件報道の虐待防止施策への影響

虐待防止施策が取り締まりに偏る背景に社会の側の虐待死亡事件報道のあり方が影響していることは、米国のクルーグマンやバーグマンが厳しく指摘しています（第9回）。

わが国と同時期に虐待の取り組みが始まった韓国では、死亡事件報道を機に1980年代米国と同様の強権的な介入制度が2014年に制定されました。全ての虐待通告に警察官の同行が求められるようになり、ソウル大学のリーは「人的資源が親への報復に方向づけられ支援をネグレクト」するに至ったと批判しています（Lee, 2019）。

わが国では近年の目黒と野田の事件（第11回）を受け自治体によっては警察との全件情報共有の動きが生じました。子どもの虐待へのわが国の取り組みは米国に約30～35年遅れでたどっています。わが国はいま、1980年代の米国、英国や2010年代の韓国と同様の事態に陥っていないでしょうか。私たちが戦後に築き上げた母子保健の充実した制度を守り、育てていくことができるか否か、「いま」と「これから」の課題なのです。

親への援助者に求められるもの

援助の必要な親たちを「加害者」として非難し、「問題のある親」として監視し、正しい子育てができるように指導によって矯正しようとすることは、親たちをさらなる孤立と窮地に追い込み、虐待を一層誘発する結果となります。子どもの虐待を「善悪」や「正義」の物差しで捉えると、私たちはたちまち「異端審問」（第8回）や「自己的中予言」（第6回）に陥り、自分たち援助者こそが虐待の真犯人となりかねないのです。子どもの虐待は「悪い親」「病的な親」の問題に単純化することなどできません。

「子どもの虐待」とは地域社会の問題である

第2回と第7回で述べたように、ヒトは他の哺乳類や鳥類とは異なり、両親以外の多くの個体が子育てに関わる「共同繁殖」の動物です（長谷川、2016）。子育ての主体は地域社会です。さまざまな事情で子どもを養育する能力が低下している親たちはいまも、将来も必ずいます。健康な親であってもその養育能力はそれぞれです。子育ての責任を全て親たちに帰するような発想からは、子どもの虐待予防は実現しません（鷲山、2020）。

「虐待とは、虐待する親の問題である」という認識から「虐待とは、親と子どもを孤立に追い込む地域社会の問題である」という認識への転換が必要です（鷲山、2019b）。変わるべきは虐待する親ではなく、私たち地域社会の側です（鷲山、2017b）。親になるとは親と子どもが地域社会の一員として支えられていくことであり、そのような地域社会づくりを地域保健活動で実践していくことが私たちの役割です。

あとがき

連載を終えて

筆者は地域保健の医師であると同時に、一方では、保健師と連携して精神科治療を行う精神科医です。連載の中では、地域保健の医師の立場から読者の皆さんにお伝えしたいことを述べました。第10回「子どもの虐待予防と母子・精神保健」で精神科領域のことに触れましたが、精神保健上の問題を保健師がどのように捉え、関わるかの観点で述べました。この「あとがき」では、連載の番外編として、地域精神科医の立場から保健師に期待することを述べておきたいと思います。

子どもの虐待の背景にはさまざまな医学的問題があり得ます。精神疾患の親もいます。しかし、連載の中で繰り返し述べてきたように、「子どもの虐待」は「親の問題」ではなく「地域社会の問題」として捉えることが大切です。親の精神疾患が虐待の原因だから支援ではなく親を精神科で治療させせればいいのだ、などという発想に陥ってはいけません（残念ながら、親に何か精神科的な問題があると、このような意見が関係機関から聞こえてくることはしばしばあります）。

妊娠中や子育て中の母親が健康問題を抱えていたら、身体の病気であれば周囲はきっと、より多くの支援をしようと考えるでしょう。しかし、精神疾患の場合の反応は違ってしまいます。〝精神〟の専門家に任せよう、〝精神〟のことはよく分からないので自分は関わるのはやめておこう、〝精神〟の人だから……。私たちは、ごく最近の20世紀に、精神疾患の人たちを地域社会から排除し隔離してきた暗い歴史を抱えています。「この親は〝精神〟なので」という言い回しが関係者の間で独り歩きし始めたら、〝要注意〟なのは「親」ではなく、「関係者の側の偏見」です。

「この親が子どもを育てることがアブナイ」という監視の目で周囲が観ているならば、それは第6回で述べた「自己的中予言」です。そのような〝まなざし〟こそが「子どもの虐待の真犯人」です。疾病や障害による生活能力や養育能力の低下を補う支援をしないならば、「社会によるネグレクト」「行政によるネグレクト」になりかねません。親に精神医学的問題があるとき、保健師は関係者に「より多くの支援」を呼びかけましょう。

筆者の精神科外来治療

私が地域保健・地域医療に従事している自治体の人口は約70万人です。要治療の母親・妊産婦の全てを私が診ることは到底できず、保健師から依頼されて治療を引き受けるのはそのごく一部です。統合失調症や躁うつ病、産後うつ病の治療を行う医療機関は区内にたくさんあります。アルコール依存症を診る精神科医も数多くいます。私の外来に保健師がつなげてくるのは、子ども時代に被虐待歴や両親間のＤＶに巻き込まれた生活歴があり、自らが養育困難に陥っている、支援の必要な母親や妊産婦たちです。

妊娠中や授乳中の妊産婦で医学的には安全な薬（伊藤ら編、2017）を本人や家族が影響を恐れて医師の指示通り服薬できない場合でも、地域の支援制度を発動するための医師意見書を発行することはすぐにもできます。日頃の保健師活動の中で、協力してくれる地域医療医を地元で確保しておくことが大切です。

被虐待歴と精神科受診、被虐待歴と薬物療法について

被虐待歴を抱えた人たちの多くが、重度の不眠、過覚醒、悪夢に苦しんでいます。落ち着いて眠ったことなどなく、そのような日々が当たり前になっているかもしれません。わずかな物音や気配で恐怖や動悸や呼吸苦に襲われる人もいます。このような苦しさを和らげるために薬物療法も役に立ちます。心的外傷を扱う技法の中には薬物療法は使わないと書かれているものもあります。確かに、「症状は薬物療法によらなくても改善することがある」「重度の被虐待歴を抱えた人たちはその苦しさから逃れるためにアルコールや薬物に依存しやすいので、睡眠薬や依存性のある薬をみだりに投与しない」という認識はとても大切です。しかし、「薬物療法をすべきでない」とは筆者は考えません。

過覚醒や不眠、悪夢を和らげる薬や情動の不安定さを軽減する薬が、統合失調症や躁うつ病の場合よりもずっと少ない量で心の落ち着きと生活の安定をもたらしてくれることはしば

しばあります。一方で、精神科の薬を服用することへの心理的抵抗もまた、保健師は考慮しておきましょう。

精神科医療には世の中の差別偏見もいまだにあり、精神科の薬を服用することに否定的な家族や知人にどう思われるかが心の負担になる人もいます。「薬を飲まなければならない病人」という自己認識が、必要な援助を拒まず受け入れる方向に役立つ人もいる一方で、「病人になってしまった」ことで逆に生活の安定を保つ本人の力が弱まったり崩れたりしてしまう人もいます。援助関係形成と育児負担の軽減が不十分な段階で精神科受診をみだりに促すと「精神病扱いされた」と援助拒否を誘発することさえありえます。症状があるからといって精神科受診を急ぐべきとは限りません。

「援助関係形成」と「生活を安定させる援助」が地域保健の基本である精神科通院治療や薬物療法につなぐことは、保健師の援助手段のひとつである通院につなぐことが援助関係を深め生活の安定をもたらす事例は、通院につなぐ

くらいの認識が適切でしょう。

解離、パーソナリティ障害、複雑性PTSDと被虐待歴

解離やパーソナリティ障害などの心の問題を抱えた妊産婦・母親たちの多くに、子ども時代の被虐待やDVの世代間連鎖の問題がみられます（第6回）。子ども時代の生育環境の中で、〝自分はどうでもいい存在〟という自己認識・世界観を植え付けられていて、その回復

には、自分は大切にされる価値があると思えるようになる、助けてもらう体験が必要です。保健師の訪問が有用であることは、オールズらの実証研究があります（第３回）。

被虐待歴のある母親で子どもへの虐待が生じた群と生じていない群を比較し、虐待が生じた母親に解離がより多く認められたことをエグランドらは報告しています（第６回）。米国精神医学会精神疾患の診断・統計マニュアルＤＳＭ‐５（American Psychiatric Association, 2013）では、解離性同一性障害（解離性同一症）の症状顕在化の引き金として、「自分がはじめに虐待を受けたり心的外傷を与えられたりしたときと同じ年齢に、自分の子どもが到達したとき」が記載されました。

ハーマンは重篤な被虐待などの心的外傷を繰り返し受け解離を伴う患者をパーソナリティ障害として扱うことが誤ったレッテル貼りになり得るとして、「複雑性外傷後ストレス障害（複雑性ＰＴＳＤ）」という新たな診断概念を提唱しました（Herman, 1992）。国際疾病分類ＩＣＤ‐11（World Health Organization, 2018）は「複雑性ＰＴＳＤ」を新たな疾患概念として採用しました。再体験（フラッシュバック）、回避、過覚醒などのＰＴＳＤ症状に加えて、「自己組織化の障害（感情制御困難、否定的自己概念、対人関係障害）」を挙げ、引き起こす出来事として「繰り返された小児期の性的あるいは身体的虐待」を例示しています。

これらの現象は異なる定義で名付けられていますが、実際の臨床では大きく重なり合います。母子保健に普及してきているＥＰＤＳ（第10回）は被虐待歴に伴うこれらの症状によっても高点数や項目10該当となることが多いので、母子保健の現場で気づくことができます。

ＤＶに合併する虐待も子どもも時代の被虐待や目の前で繰り広げられたＤＶの世代間連鎖という側面があります（第10回、第11回）。逃がす支援に偏ったＤＶ防止モデルにとらわれず、保健師は家族機能不全の視点（第２回）で事例を捉え、ＤＶから脱出する意思がないようにみえる母親とも援助関係を形成します。脱出後のフラッシュバックを軽減するために精神科医療が必要になることも少なくありません。また、親子長期分離や妊娠中絶などで虐待を受ける子どもも胎児も存在しなくなった場合、母親は児童福祉の援助対象から外れますが、保健師は援助関係を継続すべきです。ＤＶの事例で次の妊娠はしばしば間もなく生じます。

被虐待環境の親元から長じて就労自立し、親との関係を遮断して安定的に社会適応できている女性が、妊娠出産を機に実親と再び濃密に関わるようになって抑うつや解離が再燃し、自分の子どもへの虐待が生じてしまうことがしばしばあります。援助者が背景を理解せずに、「正しい子育て」の指導に終始するならば、子どもへの虐待をむしろ促進しかねません。妊産婦に関わる医療職や援助職が生活歴にも関心を向けて連携し、虐待の世代間連鎖を防ぐ支援を継続的に行っていくことが大切です。

特定のひとつの治療技法だけが正しいなどと考えなくてよい

さまざまな新たな治療技法が研究者から提唱されて戸惑うことがあるかもしれません。学会でさかんに議題となる疾病ではその傾向が強いでしょう。しかし、どんな治療法であっても、その前提として、援助関係と生活援助が基本です。ハーマンは治癒的関係（healing

relationship）と安全（safety）がまず大切としています（Herman, 1992）。
虐待予防の母子保健ではまず何よりも、親との援助関係形成と、生活を安定させる援助を大切にしてください。

エグランドら（Egeland et al., 1988）の予後研究（第6回）は、治療の時期や種類（個人療法、集団療法、家族療法など）を問わず1年以上の期間の治療が虐待の世代間連鎖を防ぐ因子になるとしています。治療の技法や内容よりも、自分の健康を守るための治療関係の体験が予後の改善をもたらすのだと思います。保健師の訪問もそのような体験のひとつでしょう。

連載の中で虐待ハイリスクの親支援グループの有効性を強調しましたが、グループは援助のツールのひとつです。筆者の臨床でも、個人精神療法、薬物療法、保健師の訪問、保育園など地域の育児支援ネットワークを併用して治療します。援助関係を形成し、地域保健・育児支援・医療の連携、薬物療法、集団療法を併用することで、多くの事例で虐待行為は止まりますが、全て揃わないと効果がないということではありません。また、特定の治療法を絶対視して遠方の専門医につなごうとしても、大概はうまくいきません。生活が安定しない問題を抱えている人にとって、遠方への通院はそれ自体が大きな負荷です。

遠方の専門医よりも地元の医師と連携すべし

虐待ハイリスクの親の治療では、地域の支援を活用した生活ストレス軽減の援助が必須です。その支援体制は地域差がある上、自治体が異なると関係機関の名称さえ異なります。保健師は地元の医師と連携することが大切となります（鷲山，2006）。そもそも、最初から虐待や被虐待歴を診慣れた医者などめったにいません。筆者も保健師の求めに応じて地域課題に取り組む中で、虐待についてさまざまな医学文献にあたりながら事例の経験を積んでいきました。

- **統合失調症もうつ病もアディクションも幅広く診ている**
- **地域の保健師と連携する姿勢をもっている**

の2点を満たせば十分です。事例の紹介をとおして保健師が連携できる精神科医を地元で発掘してください。

「指導」ではなく「支援」

最後に、「指導ではなく支援」という本題に戻ります。わが国は米国に約30年遅れで虐待問題に取り組み始めました。いまのわが国の課題に向き合うには、最新の海外文献ばかりに目を向けず、歴史に学ぶ姿勢が大切です。

１９８０年代に米国は急増する通告への調査の負担が増大し、予防的支援のための財源を確保できず、母子保健が衰退に向かいました（Krugman, 1997; 鷲山，2019c）。

全米諮問委員会（第９回）に関わったメルトンは、学会誌 Child Abuse & Neglect で次のような典型的架空事例で米国の通告制度の問題点を指摘しています（Melton, 2005）。

8歳と5歳のウイリアムス兄弟を心配した隣家のジョーンズ夫人は児童福祉当局に電話した。兄弟の母親は独り身で、近所の工場の仕事に毎朝6時に出かけ、家に残された兄弟がおなかを空かせてぼろぼろの服を着て夫人の家の玄関先に立っていたのでお菓子を与えた。工場は賃金が安い上に売り上げが悪化して多くの労働者を一時解雇していて、兄弟の母親は抑うつ的で健康問題を抱えているように見え、近所に親戚もいないようだった。

ジョーンズ夫人が当局に電話したのは、もちろん兄弟の家庭を支援してほしかったのである。夫人は電話を受けたソーシャルワーカーがすぐにもこの隣家に養育支援や食べものや緊急の補給金を持って駆けつけて母親の話を共感的に聴いてくれると信じて疑わなかった。しかし実際には、その電話は支援の嘆願ではなく悪事の申し立てとして扱われ、ソーシャルワーカーの責務はネグレクトかどうか決定するための証拠集めだった。ネグレクトではないと判断されれば何の支援もなくケースは閉止され、ネグレクトと証明されれば支援ではなく親教育プログラムへの出席が命じられた。

しかし、ジョーンズ夫人はソーシャルワーカーが支援の専門家であると信じて満足していたので、それ以上の行動は支援の邪魔になるかもしれないと思って兄弟への関わりをやめた。

隣人は支援を期待して当局に電話したのに行われたのは取り締まりと指導だったのです。皆さんの自治体で、よもや同様のことは生じていないでしょうか。

取り締まりに偏った施策の見直しの議論を経てオバマ政権下で看護職の訪問による虐待予防に予算が投入（Olds, 2013）されますが、米国では保健師という職種がすでに衰退してしまっていました（Bergman, 2013）。わが国が同じ道を辿らないことを願います。

虐待予防は母子保健から

母子保健は、母子手帳交付から出会い、妊娠中から援助関係を形成し、周産期医療と連携し、出生後は新生児訪問・乳幼児健診などで地域の全ての妊娠・出産を支援していける仕組みをもっています。妊娠中から周産期は、身体の安全に不安が高まりさまざまな医療を要する時期であり、援助を求める力の弱いハイリスク妊産婦と信頼関係を結ぶ最大のチャンスです。医療職が健康を守る支援を通じて継続的な援助関係を築き、その人生の健康度（life course）を改善することで子どもへの虐待の長期予後が大幅に改善します（第3回）。保健師はその実践ができる立場にいます。重症例で児童相談所の関与が必要となった場合も、医療機関から医学用語で発信された見立てを児童福祉司など医療職ではない援助職に誤解なく伝える必要がありますが、この技術は、医療機関内で働く医療職には不十分なことがあり、多職種との連携を実践してきた保健師の実務経験が役に立ちます。

新型コロナウイルス問題下で母子保健の虐待予防は危機に陥りましたが、保健師という職種の重要性は久々に世に広まりました。地域母子保健を強化していきましょう。

２０２１年　11月

鷲山拓男

参考文献

Alcoholics Anonymous World Services (2001) Alcoholics Anonymous. A. A. W. S., New York.（AA 日本出版局訳（2002）アルコホーリクス・アノニマス、AA 日本ゼネラルサービスオフィス）

American Psychiatric Association（1980）Diagnostic and Statistical Manual of Mental Disorders, Third edition.（DSM- Ⅲ）Washington, D. C.(精神疾患の診断・統計マニュアル、米国精神医学会）

安藤格（1976）家事教科書における育児、生活文化研究、19; 51-62.

Azar, S. T.（1989）Training parents of abused children. In Schaefer, C. E. & Briesmeister, J. M.（eds.）Handbook of Parent Training: Parents as Co-Therapists for Children's Behavior Problems, pp.414-441, John Wiley & Sons, Inc., New York.（山上敏子、大隈紘子監訳（1996）共同治療者としての親訓練ハンドブック、pp.561-597, 二瓶社）

Azar, S. T., Robinson, D. R., Hekimian, E. et al.（1984）Unrealistic expectations and problem-solving ability in maltreating and comparison mothers. Journal of Consulting and Clinical Psychology, 52（4）; 687-691.

Azar, S. T. & Rohrbeck, C. A.（1986）Child abuse and unrealistic expectations: Further validation of the Parent Opinion Questionnaire. Journal of Consulting and Clinical Psychology, 54（6）; 867-868.

Bergman, A. B.（2010）Child protective services has outlived its usefulness. Archilves of Pediatrics & Adolescent Medicine, 164（10）; 978-979.

Bergman, A. B.（2013）A pediatrician's perspective on child protection. In Krugman, R.D. & Korbin, J. E.（eds.）C. Henry Kempe: A 50 Year Legacy to the Field of Child Abuse and Neglect, Child Maltreatment 1, pp.63-69, Springer, Dordrecht.

Berkowitz, B. P. & Graziano, A. M.（1972）Training parents as behavior therapists: A review. Behaviour Research and Therapy, 10（4）; 297-317.

Bowlby, J.（1969, 1982）Attachment and Loss. Vol.1: Attachment. Basic Books, New York.（黒田実郎他訳（1976,1991）母子関係の理論第１巻　愛着行動、岩崎学術出版社）

Chapman, A. H. (1978) The Treatment Techniques of Harry Stack Sullivan. Brunner/Mazel, Inc., New York. (作田勉監訳 (1979) サリヴァン治療技法入門、星和書店)

千葉県社会福祉審議会 (2019) 児童虐待死亡事例検証報告書 (第5次答申)、令和元年 11 月. https://www.pref.chiba.lg.jp/jika/bukai/kensho/documents/dai5jihokokusho.pdf

Department of Health, Home Office, Department for Education and Employment. (1999) Working Together to Safeguard Children. The Stationery Office, London. (松本伊智朗、屋代通子訳 (2002) 子どもの保護のためのワーキング・トゥギャザー　児童虐待対応のイギリス政府ガイドライン、医学書院)

Drake, B. & Jonson-Reid, M. (2014) Poverty and child maltreatment. In Korbin, J. E. & Krugman, R. D. (eds.) Handbook of Child Maltreatment, pp.131-148, Springer, Dordrecht.

Eckenrode, J., Campa, M., Olds, D. et al. (2010) Long-term effects of prenatal and infancy nurse home visitation on the life course of youths: 19-year follow-up of a randomized trial. Archives of Pediatrics and Adolescent Medicine, 164 (1) ; 9-15.

Egeland, B. (1988) Breaking the cycle of abuse: implications for prediction and intervention. In Browne, K., Davies, C. & Stratton, P. (eds.) Early Prediction and Prevention of Child Abuse, pp.87-99. John Wiley & Sons. Chichester.

Egeland, B., Jacobvitz, D. & Sroufe, L.A. (1988) Breaking the cycle of abuse. Child Development, 59 (4) ; 1080-1088.

Egeland, B. & Susman-Stillman, A. (1996) Dissociation as a mediator of child abuse across generations. Child Abuse & Neglect, 20 (11) ; 1123-1132.

江熊要一 (1974) 生活臨床概説—その理解のために、臺弘編 (1978) 分裂病の生活臨床, pp.301-330, 創造出版.

藤尾静枝 (2000) 母子保健の推進と虐待予防の取組み、CAP ニューズ第 34 号 ; 1-6, 社会福祉法人子どもの虐待防止センター.

Gallup (2010) Nurses top honesty and ethics list for 11th year, lobbyists,

car salespeople, members of Congress get the lowest ratings. http://www.gallup.com/poll/145043/nurses-top-honesty-ethics-list-11-year.aspx (Retrieved 2016.5.20).

Giardino, A. P., Giardino, E. R. & Isaac R.（2014）Child Maltreatment and Disabilities; Increased Risk? In Korbin, J. E. & Krugman, R. D.（eds.）Handbook of Child Maltreatment, pp.169-185, Springer, Dordrecht.

Glen O, Gabbard（2014）Psychodynamic Psychiatry in Clinical Practice, Fifth edition. American Psychiatric Association Publishing, Wahington DC.（奥寺崇、権成鉉、白波丈一郎、池田暁史監訳（2019）精神力動的精神医学第５版―その臨床実践、pp.170-171, 岩崎学術出版社）

Gray, J. D., Cutler, C. A., Dean, J. G., & Kempe, C. H.（1979a）Prediction and prevention of child abuse and neglect. Journal of Social Issue. 35（2）; 127-139.

Gray, J. D., Cutler, C. A., Dean, J. G., & Kempe, C. H.（1979b）Prediction and prevention of child abuse. Seminars in Perinatology, 3（1）; 85-90.

Guggenbuhl-Craig, A.（1978）Sozialarbeit und Inquisition. Macht als Gefahr beim Helfer, 3. Auflage, pp.3-14, S. Karger AG, Bazel.（樋口和彦・安渓真一訳（1981）ソーシャル・ワークと審問、心理療法の光と影―援助専門家の力、pp.6-27, 創元社）

長谷川眞理子（2016）進化から見た，親による子どもの虐待、子どもの虐待とネグレクト、18（2）; 139-147.

Helfer, R. E.（1980）Developmental deficits which limit interpersonal skills. In Kempe, C. H. & Helfer, R. E.（eds.）The Battered Child, Third edition, pp.36-48, The University of Chicago Press, Chicago and London.

Helfer, R. E.（1987）Preface to the fourth edition. In Helfer, R. E. & Kempe, R. S.（eds.）The Battered Child, Fourth edition, pp.xvii-xviii, The University of Chicago Press, Chicago and London.

Helfer, R. E. & Krugman, R. D.（1997）A clinical and developmental approach to prevention. In Helfer, M. E., Kempe, R. S. & Krugman, R. D.（eds.）The Battered Child, Fifth edition, pp.594-614, The University of Chicago Press, Chicago and London.（坂井聖二監訳（2003）虐待された子ども―ザ・バタード・

チャイルド，pp.1102-1141, 明石書店）
Herman, J. L.（1992）Trauma and Recovery. Basic Books, New York.（中井久夫訳（1996）心的外傷と回復．みすず書房）
Herman, J. L., Perry, J. C. & van der Kolk, B. A.（1989）Childhood trauma in borderline personality disorder. The American Journal of Psychiatry, 146（4）; 490-5.
広岡智子（1993）自助グループ「母と子の関係を考える会」CAP ニューズ第 7 号；1-2, 子どもの虐待防止センター.
広岡智子（2009）母親グループ―理論と実践、犬塚峰子、田村毅、広岡智子著（2009）児童虐待　父・母・子へのケアマニュアル～東京方式、pp.199-256, 弘文堂.
Hunka, C. D., O'Toole, A. W. & O'Toole, R.（1985）Self-help therapy in Parents Anonymous. Journal of Psychosocial Nursing & Mental Health Services, 23（7）; 24-32.
一般社団法人日本子ども虐待医学会（2020）子ども虐待死亡事例検証委員会 検証報告書【平成 30 年 3 月 2 日 5 歳女児虐待死事件】. https://jamscan.jp/report.html
伊勢田堯、小川一夫、長谷川憲一（2012）生活臨床の基本、日本評論社.
伊藤真也、村島温子、鈴木利人編（2017）向精神薬と妊娠・授乳、改訂 2 版、南山堂.
「児童相談所の保健師のあり方に関する研究」班（2021）児童相談所における保健師の活動ガイド、社会福祉法人横浜博萌会子どもの虹情報研修センター.
香川県子ども政策推進局子ども家庭課（2018）香川県児童虐待死亡事例等検証委員会検証報告書（平成 29 年度発生事案）．平成 30 年 11 月．https://www.pref.kagawa.lg.jp/documents/5332/wx1dpp181115183354_f03_1.pdf
Kaufman, J. & Zigler, E.（1987）Do abused children become abusive parents? American Journal of Orthopsychiatry, 57（2）; 186-192.
川崎二三彦、増沢高編著（2014）日本の児童虐待重大事件 2000-2010、福村出版.
川崎二三彦編（2020）虐待「嬰児殺」、福村出版.
Kempe, C. H. & Helfer, R. E.（1972）Innovative therapeutic approaches. In Kempe, C. H. & Helfer, R. E.（eds.）Helping the Battered Child and His Family,

pp.41-54, J. B. Lippincott Company, Philadelphia and Toronto.
Kempe, C. H., Silverman, F. N., Steele, B. F. et al.（1962）The battered-child syndrome. The Journal of the American Medical Association, 181（1）; 17-24.
Kempe, R. S. & Kempe, C. H.（1978a） The abusive parent. Child Abuse, pp.10-24, Harvard University Press, Cambridge, Massachusetts.
Kempe, R. S. & Kempe, C. H.（1978b） Prediction and prevention. Child Abuse, pp.59-67, Harvard University Press, Cambridge, Massachusetts.
Kim, J.（2009）Type-specific intergenerational transmission of neglectful and physically abusive parenting behaviors among young parents. Children and Youth Services Review, 31（7）; 761-767.
Kluft, R. P.（1984）Multiple personality in childhood. Psychiatric Clinics of North America, 7（1）; 121-134.
小林美智子 (2007) 今後の展望　特集　どう関わるか―子ども虐待、小児科臨床、60（4）; 853-866.
小林美智子（2009）子ども虐待発生予防における母子保健のめざすもの、子どもの虐待とネグレクト、11（3）; 322-334.
小林美智子（2015a）公衆衛生看護における母子保健の最前線―子ども虐待予防に向けた保健師活動への期待．日本公衆衛生看護学会誌、4（2）; 148-158.
小林美智子（2015b）子ども虐待の「支援」を考える、子どもの虹情報研修センター紀要、13; 1-12.
小林美智子、佐藤拓代、納谷保子、他（1996）保健所における子どもの虐待の実態と援助―第4回大阪府調査、家庭支援による再発防止について．平成8年度厚生省心身障害研究「効果的な親子のメンタルケアに関する研究」（主任研究者松井一郎）報告書.
子どもの虐待防止センター（2020）新型コロナウイルス（COVID-19）感染拡大防止に向けた緊急事態宣言を受けて子どもと家族への支援を求める要望書、https://www.ccap.or.jp/wordpress/wp-content/uploads/2020/04/db27fbf7d75954f1bbe30a3af2d53b30-2.pdf
小橋孝介（2020）新型コロナウイルス感染症：もっと子ども家庭福祉に関する施策

の充実を、Web 医事新報 No.5012, 日本医事新報社. https://www.jmedj.co.jp/journal/paper/detail.php?id=14615

Korbin, J. E. & Krugman, R. D.（eds.）（2014）Handbook of Child Maltreatment, Child Maltreatment 2, Springer, Dordrecht.

Korfmacher, J., O'Brien, R., Hiatt, S. & Olds, D.（1999）Differences in program implementation between nurses and paraprofessionals providing home visits during pregnancy and infancy: a randomized trial. American Journal of Public Health, 89（12）; 1847-1851.

厚生労働省（2002）地域保健における児童虐待防止対策の取組の推進について　健発第 0619001 号、雇児発第 0619001 号　平成 14 年 6 月 19 日 厚生労働省健康局長、雇用均等・児童家庭局長通知.

厚生労働省（2017）子ども虐待による死亡事例等の検証結果等について（第 13 次報告）、社会保障審議会児童部会児童虐待等要保護事例の検証に関する専門委員会.

Krugman, R. D.（1997）Child protection policy. In Helfer, M. E., Kempe, R. S. & Krugman, R. D.（eds.）The Battered Child, Fifth edition, pp.627-641, The University of Chicago Press, Chicago and London.（坂井聖二監訳（2003）虐待された子ども―ザ・バタード・チャイルド、pp.1160-1182, 明石書店）

Kurtz, L. F.（1997）Self-Help and Support Groups: A Handbook for Practitioners. Sage Publications, Inc., Thousand Oaks, California.

Lealman, G. T., Haigh, D., Phillips, J. M. et al.（1983）Prediction and prevention of child abuse ― an empty hope? The Lancet, 1; 1423-1424.

Lee, B. J.（2019）Child protection system in South Korea. In Merkel-Holguin, L., Fluke, J. D., Krugman, R.D.（eds.）National Systems of Child Protection, Child maltreatment 8, pp.193-205, Springer International Publishing.

Lynch, M. A. & Roberts, J.（1977）Predicting child abuse: signs of bonding failure in the maternity hospital. British Medical Journal, 5; 624-626.

Marneffe, C.（1997）Alternative forms of intervention. In Helfer, M. E., Kempe, R. S. & Krugman, R. D.（eds.）The Battered Child, Fifth edition, pp.500-520, The

University of Chicago Press, Chicago and London.（坂井聖二監訳（2003）虐待された子ども―ザ・バタード・チャイルド、pp.936-972, 明石書店）
Melton, G. B.（2005）Mandated reporting: a policy without reason. Child Abuse & Neglect, 29（1）; 9-18.
宮真人、渡会昭夫、小川一夫、中沢正夫 (1984) 精神分裂病者の長期社会適応経過、臺弘、湯浅修一編 (1987) 続・分裂病の生活臨床、pp.301-330, 創造出版.
中板育美（2007）「育児支援家庭訪問事業」による児童虐待の発生予防・進行防止の方向性、子どもの虐待とネグレクト、9（3）; 384-393.
中板育美（2008）児童虐待の発生予防・進行防止を目指す在宅養育支援のあり方に関する研究―「育児支援家庭訪問事業」および「親支援グループミーティング」を通して、厚生労働科学研究費補助金（子ども家庭総合研究事業）児童虐待等の子どもの被害、及び子どもの問題行動の予防・介入・ケアに関する研究（主任研究者　奥山眞紀子）分担研究報告書、pp.223-236.
中板育美（2016）　周産期からの子ども虐待予防・ケア―保健・医療・福祉の連携と支援体制、明石書店.
中板育美、井上登生、鷲山拓男、他（2016）リスクを抱える親たちを支えるために―乳幼児健診におけるファーストコンタクト：技術論を超えて、子どもの虐待とネグレクト，18（2）; 172-188.
中沢正夫（1991）地図は現地でない―地域精神保健と医療の明日を考える、萌文社.
中沢正夫（2006）精神保健と福祉のための 50 か条、萌文社.
中澤正夫（2011）生活の中で診る―精神科医・中沢正夫著作集、萌文社.
Newcomb, M. D. & Loche, T. F.（2001）Intergenerational cycle of maltreatment: a popular concept obscured by methodological limitations. Child Abuse & Neglect, 25（9）; 1219-1240.
NSPCC（2020）Coronavirus briefing: safeguarding guidance and infomation. 20 April 2020.（小橋孝介訳　COVID-19_ 英国資料 _ 学校と子ども家庭福祉 .pdf. https://drive.google.com/file/d/1JGDCkzfWC7-aEwlhazSuurKLD_T2H5Cp/view）
Olds, D. L.（2013）Moving toward evidence-based preventive interventions for

children and families. In Krugman, R.D. & Korbin, J. E. (eds.) C. Henry Kempe: A 50 Year Legacy to the Field of Child Abuse and Neglect, Child Maltreatment 1, pp.165-173, Springer, Dordrecht.

Olds, D. L., Eckenrode, J., Henderson, C. R., Jr. et al. (1997) Long-term effects of home visitation on maternal life course and child abuse and neglect: fifteen-year follow-up of a randomized trial. The Journal of the American Medical Association, 278 (8) ; 637-643.

Olds, D. L., Henderson, C. R., Jr., Chamberlin, R. et al. (1986) Preventing child abuse and neglect: a randomized trial of nurse home visitation. Pediatrics, 78(1); 65-78.

Olds, D. L., Robinson, J., O'Brien, R. et al. (2002) Home visiting by paraprofessionals and by nurses: a randomized, controlled trial. Pediatrics, 110 (3) ; 486-496.

Olds, D. L., Robinson, J., Pettitt, L. et al. (2004) Effects of home visits by paraprofessionals and by nurses: age 4 follow-up results of a randomized trial. Pediatrics, 114 (6) ; 1560-1568.

Parents Anonymous (2001) Best Practices for Parents Anonymous Group Facilitators. Parents Anonymous Inc., Claremont, California.

Patterson, G. R. (1971) Families: Applications of Social Learning to Family Life. Research Press, Champaign, Illinois.

Patterson, G. R. (1974) Interventions for boys with conduct problems: multiple settings, treatments, and criteria. Journal of Consulting and Clinical Psychology, 42 (4) ; 471-481.

Patterson, G. R. & Gullion, M. E. (1968) Living With Children: New Methods for Parents and Teachers. Research Press, Champaign, Illinois.

Patterson, G. R. & Reid, J. B. (1970) Reciprocity and coercion: two facets of social systems. In Neuringer, C. & Michael, J. L. (eds.) Behavior Modification in Clinical Psychology, pp.133-177, Appleton-Century-Crofts, New York.

Polinsky, M. L., Pion-Berlin, L., Williams, S. et al. (2010) Preventing child abuse

and neglect: a national evaluation of Parents Anonymous groups. Child Welfare, 89（6）; 43-62.

Pollock, C. & Steele, B.（1972）A therapeutic approach to the parents. In Kempe, C. H. & Helfer, R. E.（eds.）Helping the Battered Child and His Family, pp.3-21, Lippincott Company, Philadelphia and Toronto.

Putnam, F. W.（1997）Dissociation in children and adolescents. Guilford Press, New York.（中井久夫訳（2001）解離―若年期における病理と治療、みすず書房）

Renner, L. M. & Slack, K. S.（2006）Intimate partner violence and child maltreatment: understanding intra- and intergenerational connections. Child Abuse & Neglect, 30(6); 599-617.

Riessman, F.（1965）The “helper” therapy principle. Social Work, 10; 27-32.

榊原洋一（2001）3歳児神話　その歴史的背景と脳科学的意味、ベビーサイエンス 2001．vol.1

札幌市子ども・子育て会議児童福祉部会（2020）令和元年6月死亡事例に係る検証報告書、令和2年（2020年）3月．https://www.city.sapporo.jp/kodomo/jisedai/kosodatekaigi/jidofukushi/documents/houkokusyo-r2-00.pdf

佐藤睦子、上野昌江、大川聡子（2021）児童虐待予防においてかかわりが難しい母親との信頼関係構築に着目した熟練保健師の支援、日本公衆衛生看護学会誌、10（1）; 3-11.

Steele, B.（1987）Reflections on the therapy of those who maltreat children. In Helfer, R. E. & Kempe, R. S.（eds.）The Battered Child, Fourth edition, pp.382-391, The University of Chicago Press, Chicago and London.

Steele, B. F.（1997a）Psychodynamic and biological factors in child maltreatment. In Helfer, M. E., Kempe, R. S. & Krugman, R. D.（eds.）The Battered Child, Fifth edition, pp.73-103. The University of Chicago Press, Chicago and London.（坂井聖二監訳（2003）虐待された子ども、pp.167-245, 明石書店）

Steele, B. F.（1997b）Further reflections on the therapy of those who maltreat children. In Helfer, M. E., Kempe, R. S. & Krugman, R. D.（eds.）The Battered Child, Fifth edition, pp.566-576, The University of Chicago Press, Chicago and

London.（坂井聖二監訳（2003）虐待された子ども―ザ・バタード・チャイルド、pp.1054-1073, 明石書店）

Steele, B. F. & Pollock, C. B.（1968）A psychiatric study of parents who abuse infants and small children. In Helfer, R. E. & Kempe, C. H.（eds.）The Battered Child, pp.103-147, The University of Chicago Press, Chicago and London.

鈴木博人（2014）ドイツの秘密出産法―親子関係における匿名性の問題・再論、法学新報、121（7/8）; 163-212.

鈴宮寛子、山下洋、上別府圭子、吉田敬子（2008）産後の母親のメンタルヘルス支援活動、母子保健事業団.

田尻由貴子（2010）「こうのとりのゆりかご」の相談業務に取り組んで、子どもの虐待とネグレクト、12（2）; 179-187.

Ten Bensel, R. W., Rheinberger, M. M. & Radbill, S. X.（1997）Children in a world of violence: the root of child maltreatment. In Helfer, M. E., Kempe, R. S. & Krugman, R. D.（eds.）The Battered Child, Fifth edition, pp.3-28, The University of Chicago Press, Chicago and London.（坂井聖二監訳（2003）虐待された子ども―ザ・バタード・チャイルド，pp.25-72, 明石書店）

Thomasson, E., Berkovitz, T., Minor, S. et al.（1981）Evaluation of a family life education program for rural high-risk families: A research note. Journal of Community Psychology, 9（3）; 246-249.

東京都児童福祉審議会（2018）児童虐待死亡ゼロを目指した支援のあり方について－平成30年度東京都児童福祉審議会児童虐待死亡事例等検証部会報告書－（平成30年3月発生事例）．平成30年11月14日．https://www.metro.tokyo.lg.jp/tosei/hodohappyo/press/2018/11/15/documents/01_02.pdf

上野昌江（2008）母子保健の目的と動向、日本看護協会監修、新版保健師業務要覧第2版、pp.158-166, 日本看護協会出版会.

上野昌江、楢木野裕美、鈴木敦子，他（2005）保健機関における親支援の取り組み状況―全国保健所における虐待予防のためのグループ支援の実態調査、子どもの虐待とネグレクト、7（1）; 31-38.

上野昌江、山田和子、山本由美子（2006）児童虐待防止における保健師の家庭訪問

による支援内容の分析―母親との信頼関係構築に焦点をあてて、子どもの虐待とネグレクト、8（2）; 280-289.

U.S. Advisory Board on Child Abuse and Neglect.（1990）Child abuse and neglect: critical first steps in response to a national emergency. Washington, DC: U.S. Government Printing Office.

van der Kolk, B. A., McFarlane, A. C. & Weisaeth, L.（1996）Traumatic, stress. Guilford Press, New York.（西澤哲監訳（2001）トラウマティック・ストレス、誠信書房）

Walker, L. E.（1979）The Battered Woman. Harper & Row.（齋藤学監訳（1997）バタードウーマン、金剛出版）

鷲山拓男（1999）子どもを虐待する母親、CAP ニューズ第 30 号；1-4, 社会福祉法人子どもの虐待防止センター.

鷲山拓男（2000）子どもを虐待する母親への援助と治療．母と子の健康、34；2-4.

鷲山拓男（2004a）子どもの虐待と母子・精神保健―虐待問題にとりくむ人のための「覚え書き」、萌文社.

鷲山拓男（2004b）虐待問題にとりくむ開業医のために―虐待の予防、親への援助とネットワークづくり、月刊保団連、835；12-21.

鷲山拓男（2006）子どもの虐待と母子・精神保健―虐待問題にとりくむ人のための「覚え書き」改訂版、萌文社.

鷲山拓男（2010）死亡事例から見た虐待防止、東京小児科医会報、29（2）；25-30.

鷲山拓男（2015）虐待予防の親支援グループについて、1970 年代の米国文献等を参照した考察、子どもの虐待とネグレクト、17 (1); 75-86.

鷲山拓男（2016a）虐待ハイリスクケースの親グループ支援、子どもの虹情報研修センター紀要、14；49-68.

鷲山拓男（2016b）虐待予防の母子保健活動と、親支援のための援助関係形成、母と子の健康、65；6-10.

鷲山拓男（2017a）虐待予防につながる乳幼児健診での出会いかた、平成 28 年度日本保健師連絡協議会活動報告・集会の資料、一般社団法人日本公衆衛生看護学会、http://www.nacphn.jp/02/nihon_hokenshi/pdf/2016_tmp04.pdf

鷲山拓男（2017b）子どもの貧困と地域共同体の崩壊―虐待予防の取り組みから、診療研究、527；5-8.

鷲山拓男（2019a）虐待の世代間伝達の理解、子どもの虹情報研修センター紀要、17；34-53.

鷲山拓男（2019b）子どもの虐待とネグレクトの本質を知る、上野昌江編、子どもを虐待から護る、pp.54-62，日本看護協会出版会.

鷲山拓男（2019c）全件情報共有が問いかけるもの、子どもの虐待とネグレクト、21（3）；329-333.

鷲山拓男（2020）子ども虐待予防―「取り締まり」か「援助」か、特集　母子保健の危機　援助職としての源流、保健師ジャーナル、76（5）；352-356.

鷲山拓男、比留間典子、堀内慶子（2015）母子保健の虐待予防と連動した，地域精神科外来の親治療、第7回日本子ども虐待医学会学術集会.

渡邊好恵、鈴宮寛子、鷲山拓男（2017）いま再考の時　市町村の母子保健、保健師ジャーナル、73（9）；760-766.

World Health Organization（2018）International classification of diseases 11th revision.（ICD-11）国際疾病分類第11版、世界保健機関.

Yalom, I. D.（1985）The Theory and Practice of Group Psychotherapy, Third edition. Basic Books, New York.

Yalom, I. D. (1995) The Theory and Practice of Group Psychotherapy, Fourth edition. Basic Books, New York.（中久喜雅文、川室優監訳（2012）グループサイコセラピー理論と実践、西村書店）

吉田敬子、山下洋、鈴宮寛子（2005）産後の母親と家族のメンタルヘルス、母子保健事業団.

Zigler, E.（1979）Controlling child abuse in America　― an effort doomed to failure. In Gil, D. G.（ed.）Child Abuse and Violence, pp.37-48, AMS Press, New York.

【著者紹介】
鷲山　拓男（わしやま　たくお）

1990年東京医科歯科大学医学部医学科卒。1994年より練馬区保健所嘱託医精神科医、1999年より社会福祉法人子どもの虐待防止センター評議員、2004年より練馬区児童虐待防止マニュアル監修・要保護児童対策地域協議会代表者会議委員、とよたまこころの診療所長。2013年より日本子ども虐待防止学会代議員、2017年より2019年、2021年より日本子ども虐待防止学会理事。

地域保健ブックレット
虐待予防は母子保健から
指導ではなく支援

2022年2月23日　第1刷発行
2023年3月25日　第2刷発行
著　者…………鷲山拓男
発行者…………菅国典
発行所…………株式会社東京法規出版
〒113-0021
東京都文京区本駒込2-29-22
電　　　話（03）5977-0300（代）
ファクシミリ（03）5977-0311
https://www.tkhs.co.jp
印刷所…………株式会社上野印刷所

Printed in Japan
ISBN978-4-924763-56-2
商品コード TK011360
デザイン：鷹岡太郎